人体里面有什么

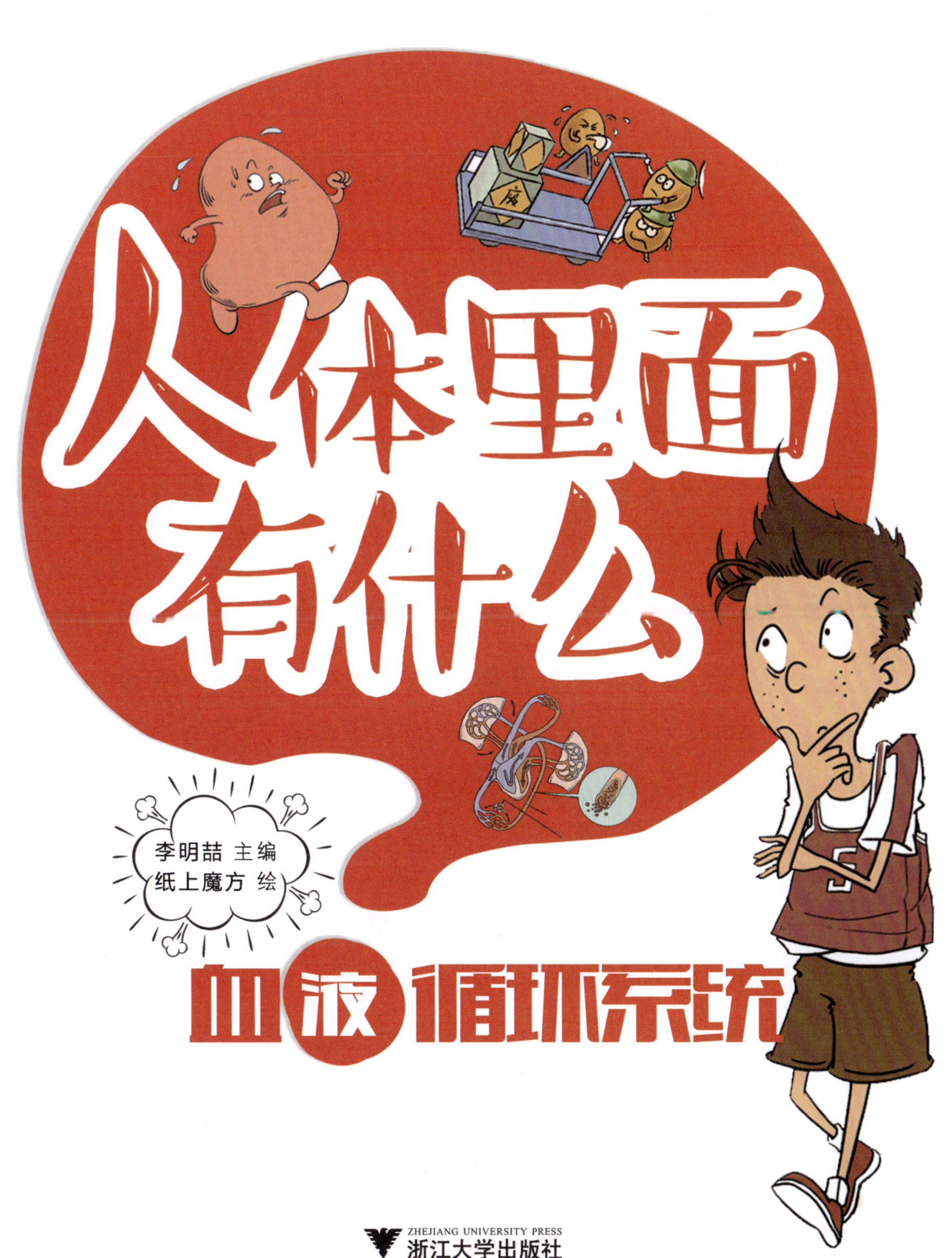

李明喆 主编
纸上魔方 绘

血液循环系统

ZHEJIANG UNIVERSITY PRESS
浙江大学出版社

前言

人体就像一个工厂，它是如此复杂而精细。它由成千上万个部件构成，忙碌的心脏不间断地每天搏动10万余次，神奇的大脑和神经系统将信号传到每一个器官和肌肉，坚硬的骨骼之间衔接是如此精密，数千米的管道向身体的各个器官输送血液和养料，人体还有着很科学的消化系统和内分泌系统。这个每时每刻都在完成数不清的任务的人体工厂却开始于一个比针尖还小的细胞。这个细胞生长发育成你的身体，里面含有数以万亿计的细胞……

如此复杂且繁忙的人体工厂，有着你想象不到的太多意外。当我们生病或者意外受伤时，人体内部

就会陷入一场巨大的战乱。大脑会忙着指挥，白细胞忙着战斗，骨髓忙着生产，淋巴细胞急着训练新兵，血小板用身体去扑堵伤口……

本系列图书将人体相关的理论知识，以简明流畅的语言，从人体构造到人体系统，全方位展示了人体不可思议的运作过程。精致的手绘插图、大量的医学影像解剖图，让一个精细运作、复杂神秘的生命循环系统变得生动、立体，的确是一套非常适合孩子们阅读的科普书。

这将是一次神奇的人体漫游之旅。让我们带你走进科学的殿堂，探索人体的奥秘，领略日益发展的人体科学，揭开人体的奥秘吧！

——北京大学临床医学博士后 李明喆

目录

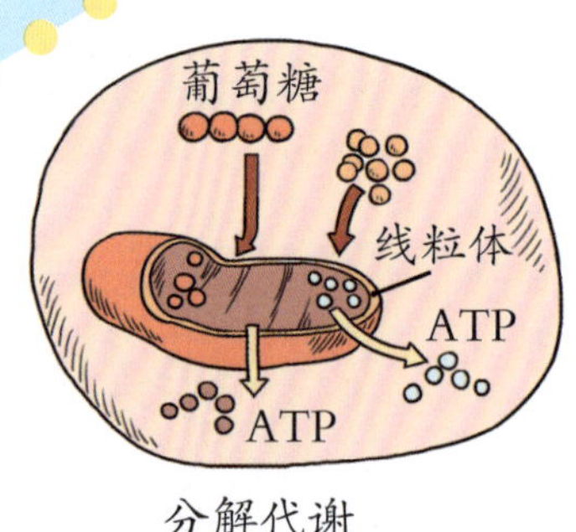

分解代谢

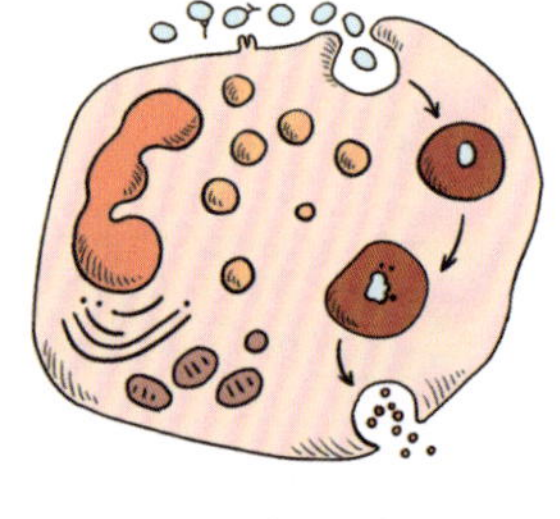
合成代谢

目录

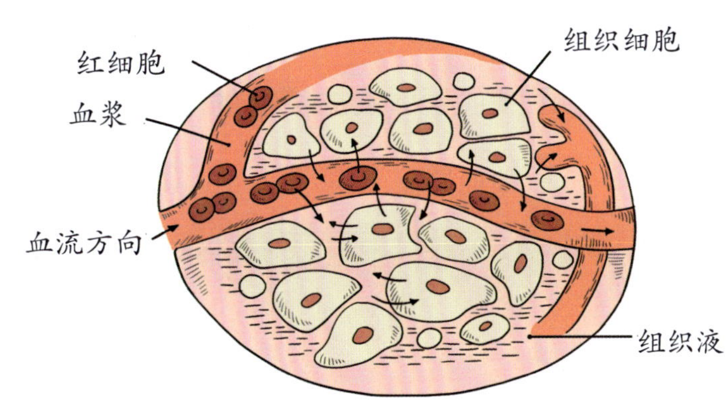

目录

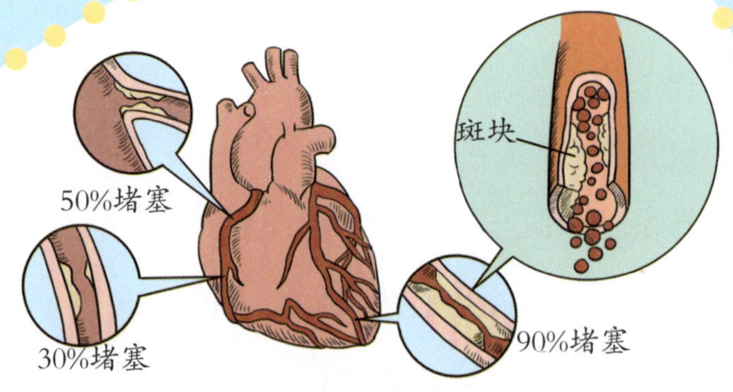

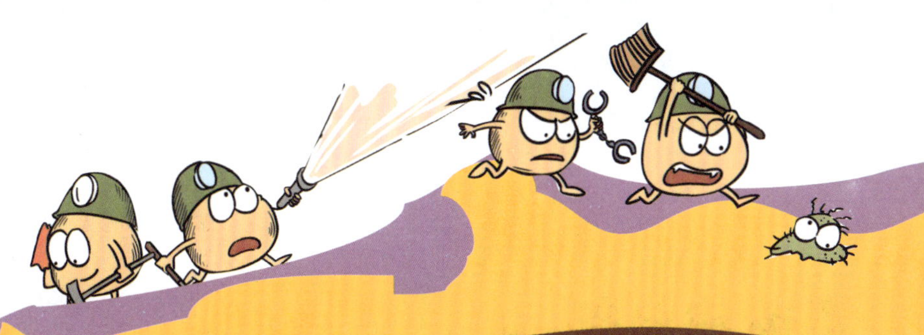

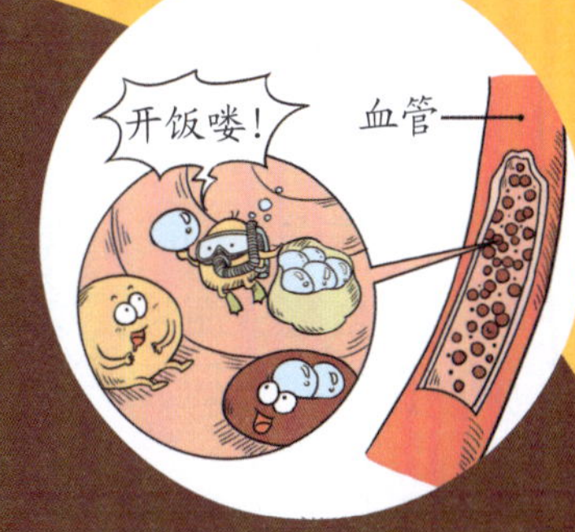

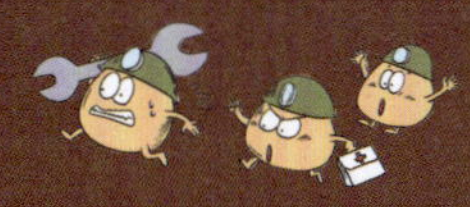

第一章 血液循环系统：人体小工厂的运输网络

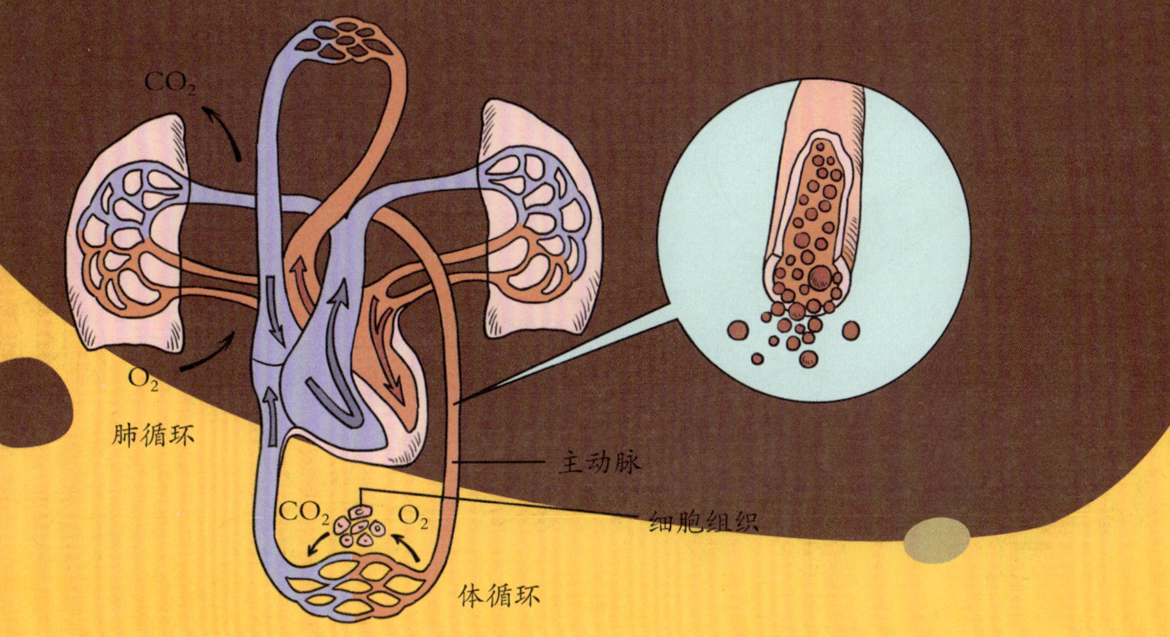

血液循环：

小工厂的物资运输总部

在人体小工厂内，血液循环系统可谓是一个规模超大的血液运输总部，它的运输网络，即大大小小的血管，几乎遍布于人体的每一个角落。而且，这也正是人体小工厂特别设计的，为的就是让其他系统总部能够正常地运作。

肺车间
爸爸，血液循环是说我们的血会流来流去的吗？
嗯，差不多吧……喏，我们的血液是从心脏出发，然后它们会在我们体内跑一圈，再回到心脏。
呼叫血液运输一分队，你们到哪儿啦？
好吧！我继续跑起来！
呵呵，才不是呢。兄弟，你别歇了，赶紧跑去肺车间，换气吧，给咱们心脏车间多带回点氧气哦。
兄弟，加油啊！
废
氧

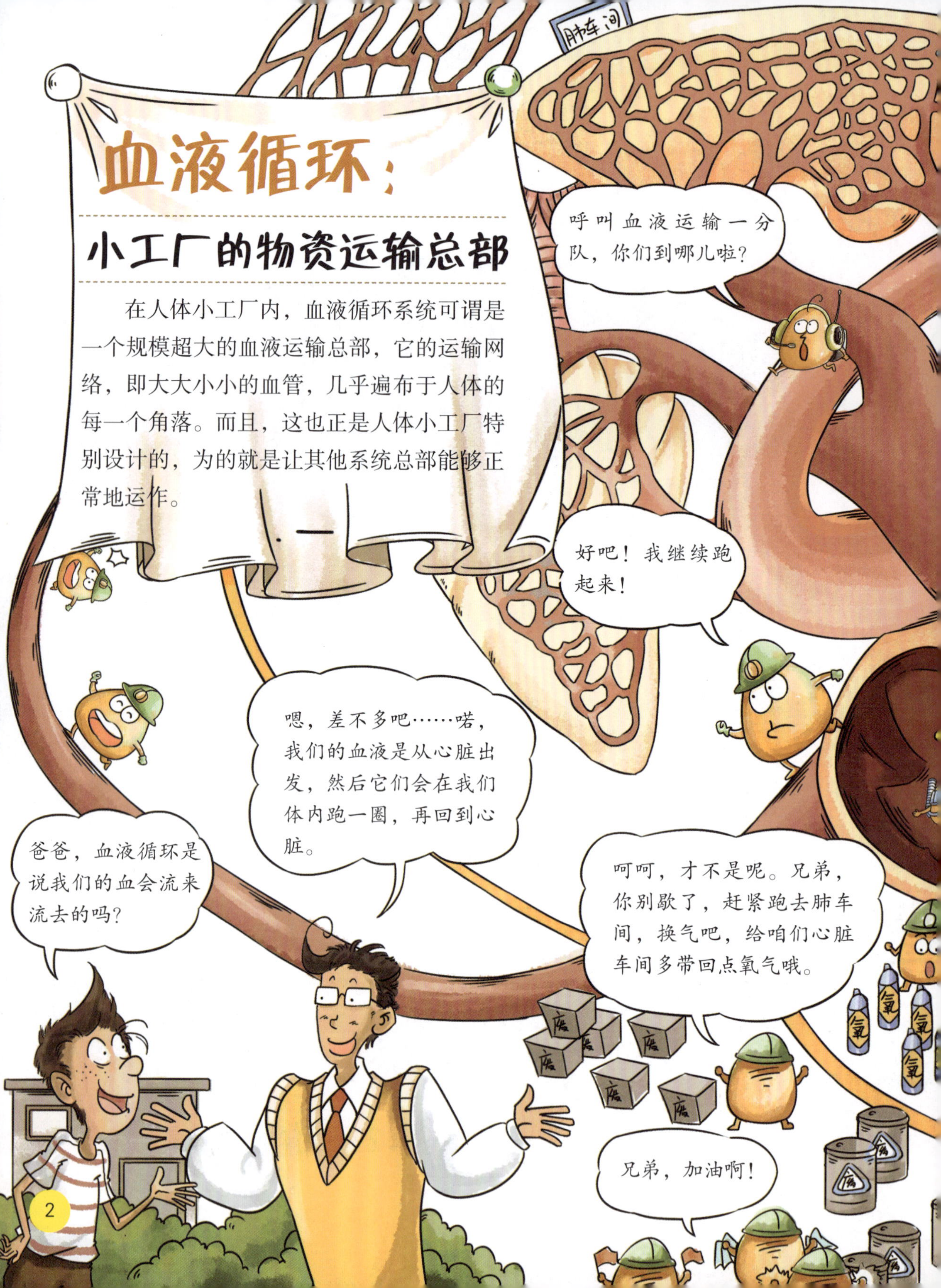

你好，我们是血液运输员，来给你们送来一大批氧气和营养成分呢。
哎哟！兄弟，总算等到你们来啦。
太感谢了！对哦，我们这儿还有些废气和废料。
我们这里是心脏车间，是整个血液运输总部的总指挥部呀！
我们会将这些废气、废料收集起来，然后再沿着静脉管道，回到心脏中去。
大家小心啦，心脏要收缩了，会有汹涌澎湃的含氧动脉血从心脏涌出来哦！
报告指挥部，我们已经到达小主人的腹部了，正准备继续朝小主人的小腿那儿进发呢。
心脏车间
哎哟喂，跑了一大圈，总算回到心脏车间，回到目的地了。
累死我了！

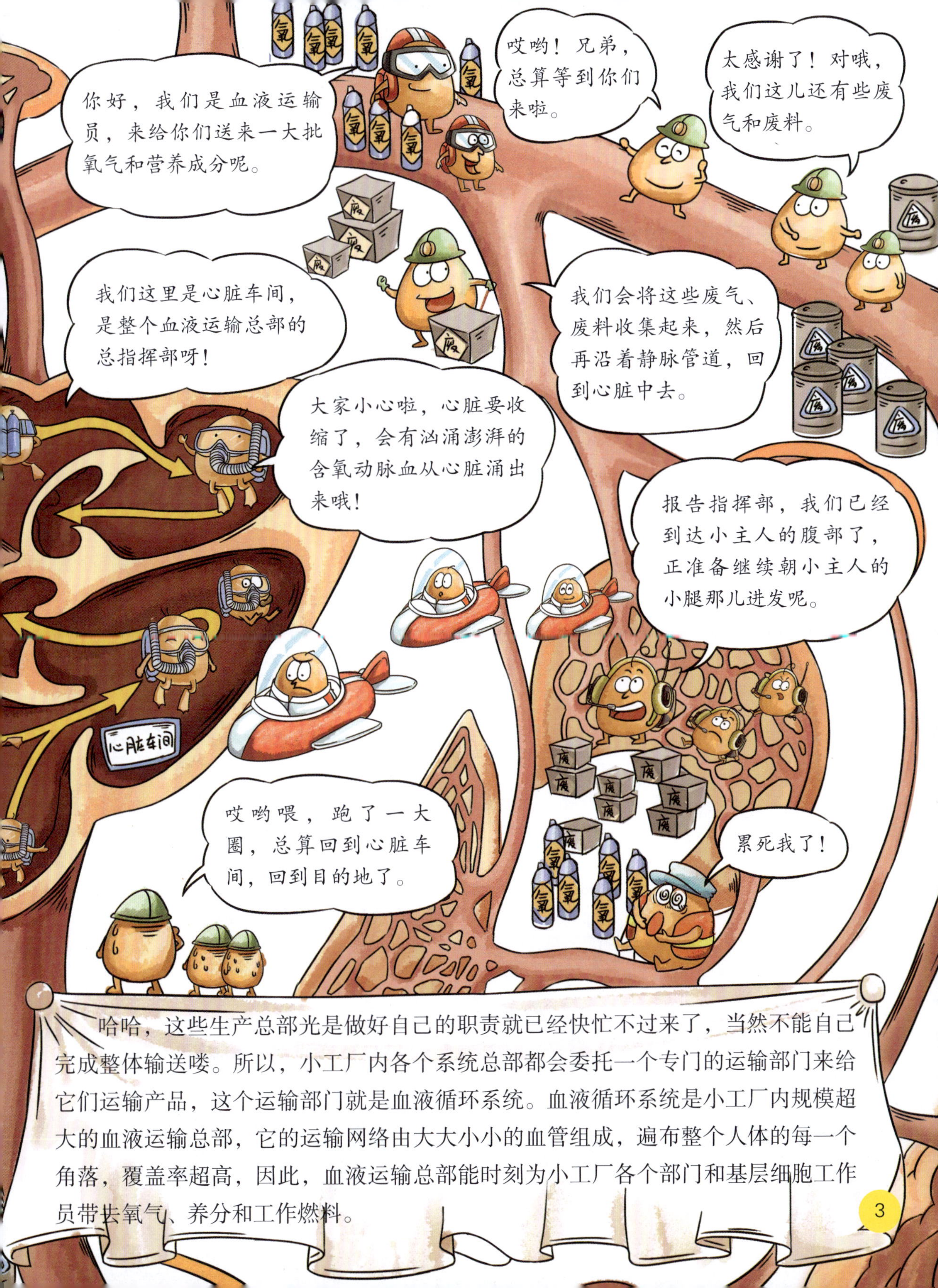

哈哈，这些生产总部光是做好自己的职责就已经快忙不过来了，当然不能自己完成整体输送喽。所以，小工厂内各个系统总部都会委托一个专门的运输部门来给它们运输产品，这个运输部门就是血液循环系统。血液循环系统是小工厂内规模超大的血液运输总部，它的运输网络由大大小小的血管组成，遍布整个人体的每一个角落，覆盖率超高，因此，血液运输总部能时刻为小工厂各个部门和基层细胞工作员带去氧气、养分和工作燃料。

循环系统：

运输总部的规划路线图

血液运输总部旗下的血液管道网络不仅数量繁多，而且错综复杂，若是在里面胡乱走动的话，是很容易迷路的。不过，幸好，血液运输总部早就给运输员们制订了“循环路线图”，而且，“循环”也正是总部的最大特点呢。

静脉
动脉
心脏
血液流动
哇，好漂亮的皮筋，妈妈又换新品种了……嗯，做小手链也不错。
皮皮，赶紧摘下来，你这样贸然地将皮筋套在手腕上，会阻碍血液循环的。

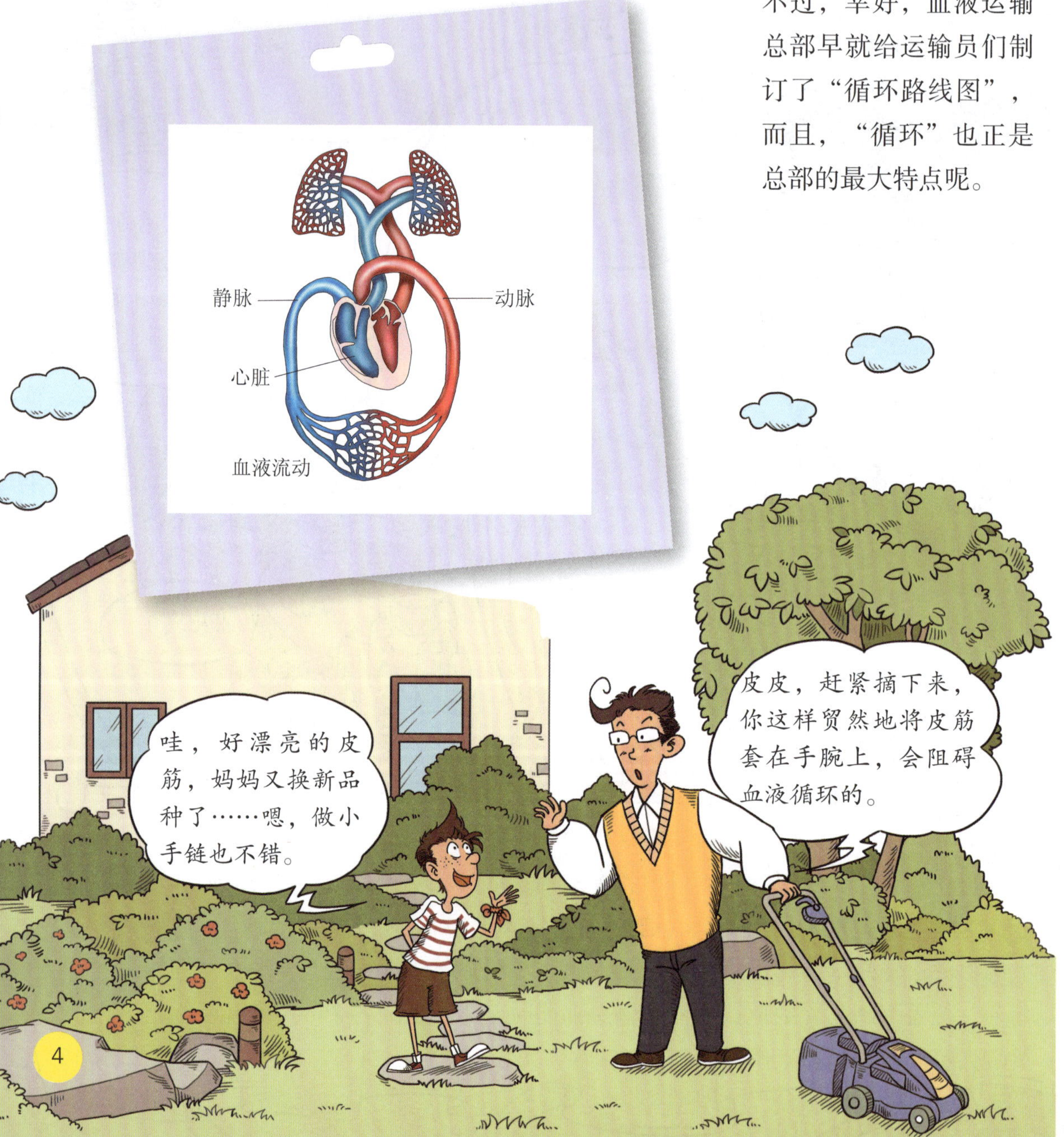

神经信号网络、消化系统总部等生产部门的活动方向一直是单向的，而且总是有一个起点，有一个终点。以消化系统为例，当食物从嘴巴进入人体小工厂内部，消化系统会将食物中的养分吸收，并将食物废物从肛门排出；而血液运输总部的运动轨迹却一直在循环往复，它就像是公交车的运输路线，从心脏总站出发，沿着心脏往各个部门进行输运分派后，最终还是回归到心脏总站。而且，虽然从出发到回归，血液运输员身上所携带的物质变了样，但它们总能一个不多、一个不少地回到出发点。

血液运输总部
这么急，要去哪里？
快点，我们要掉队了！
血液卫兵
老兄，没空跟你啰唆了，我要赶着去肾车间。
需要帮忙吗？
喏，接住，赶紧的，把这些养分和氧气送过去。
呃，你可真不客气。

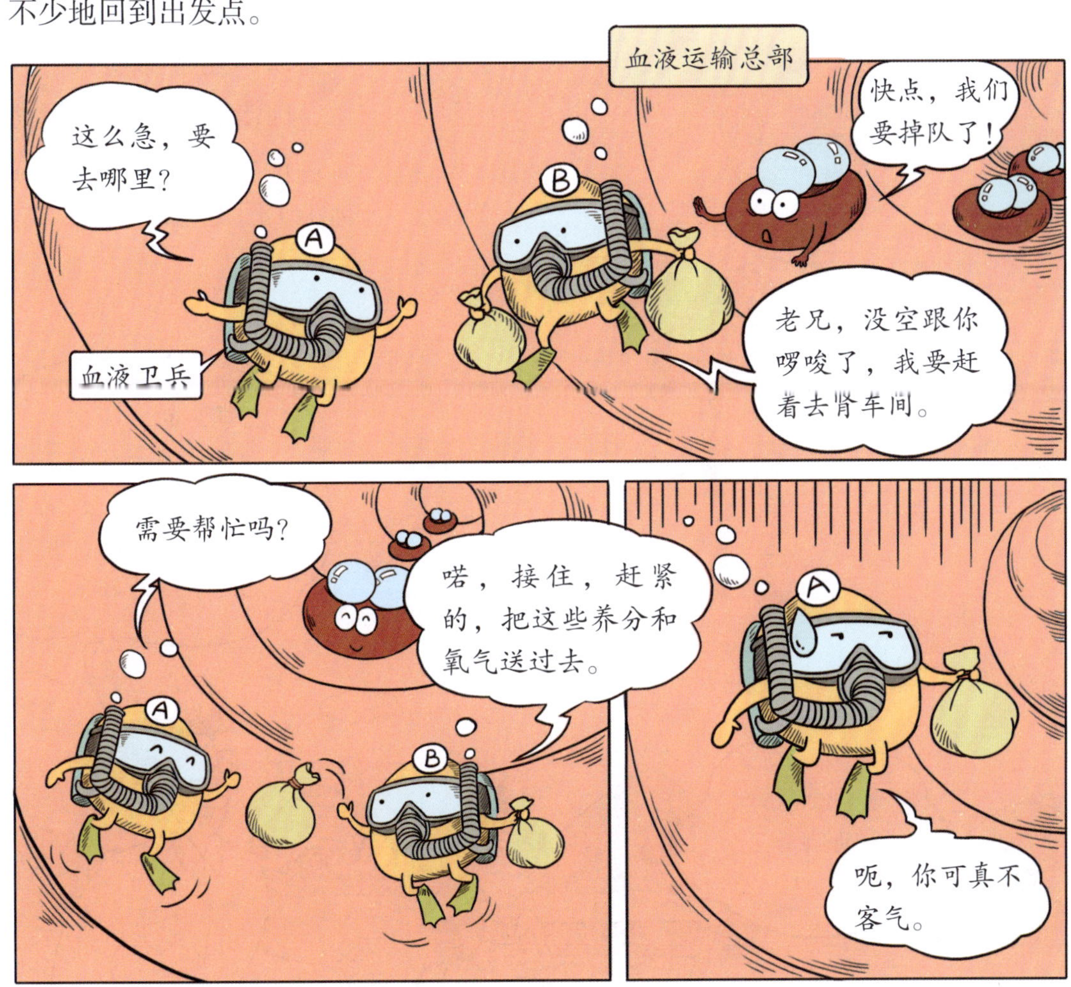

可见，血液循环系统的运动轨迹像极了一条环路，无论途中有多少障碍、有多么精彩，血液运输员们总是全员归来，等待下一轮的循环。

血管：运输总部的运输管道网

血管是血液运输总部为血液运输员铺设的运输管道，而且，为了将营养物质和氧气输送到每一个部门和车间，每一条血管的铺设都是费尽心思的。瞧，无论是主动脉之类的大血管，还是那些微乎其微、肉眼瞧不见的毛细血管，都被精巧地铺设在人体小工厂相应的位置。

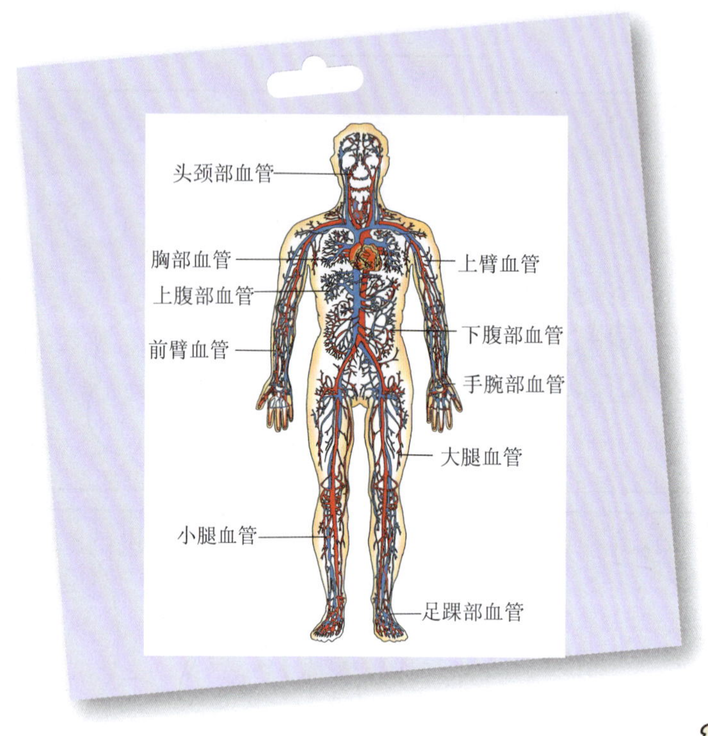

爸爸，救命！我的脚麻了，好难受！
没事儿的，小宝贝。脚麻是因为你的腿部血管被压住，影响了血液循环。来，用力甩几下腿就好了。

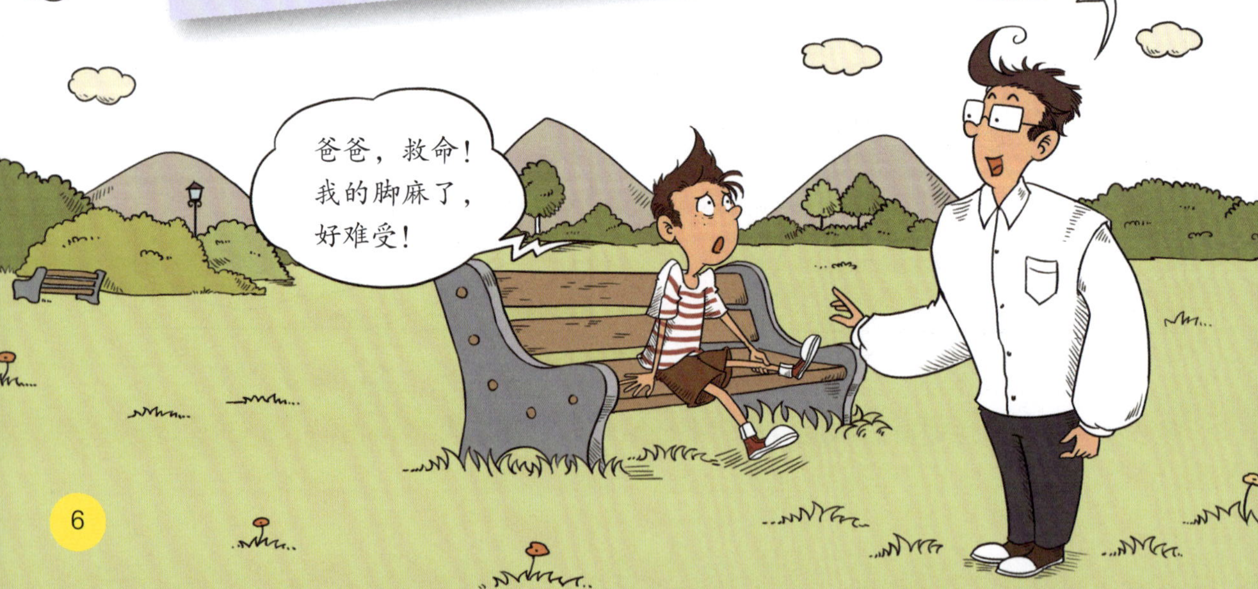

在人体小工厂内部，整个运输网络中的血管可谓铺设得纵横交错、星罗棋布，而且，那些血管恰好能完整地通过人体内所有的器官和组织。然而，由于部分大血管难以进入小组织，所以，血液运输总部会不断地为血管铺设分支，即让大血管分支出小血管，紧接着又让小血管分支出细血管，细血管再分支出毛细血管。

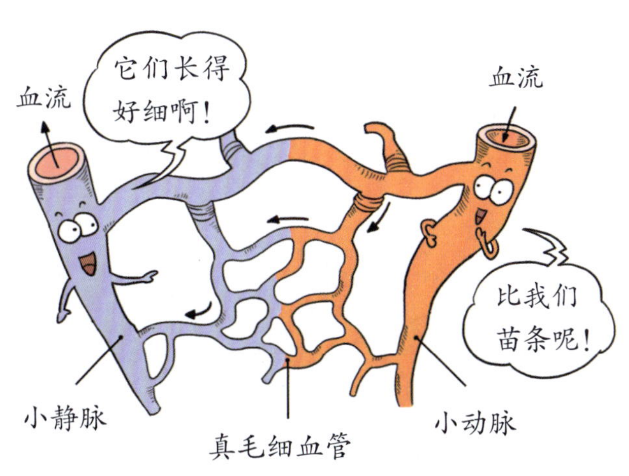

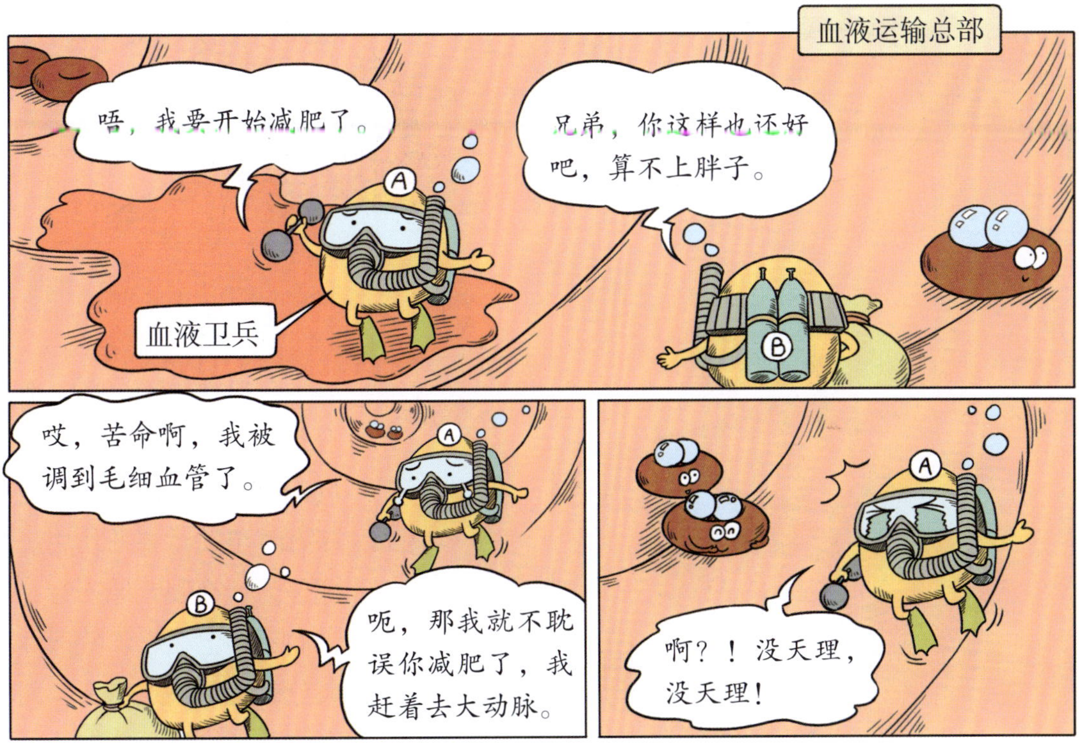

血液运输总部

唔，我要开始减肥了。

兄弟，你这样也还好吧，算不上胖子。

血液卫兵

哎，苦命啊，我被调到毛细血管了。

呃，那我就不耽误你减肥了，我赶着去大动脉。

啊？！没天理，没天理！

显然，人体小工厂内的血管数量是非常多的，而且，若将一个人的血管全部拼起来的话，总长度足足能围绕地球赤道两周半呢。

血液：

运输总部的特种运输员

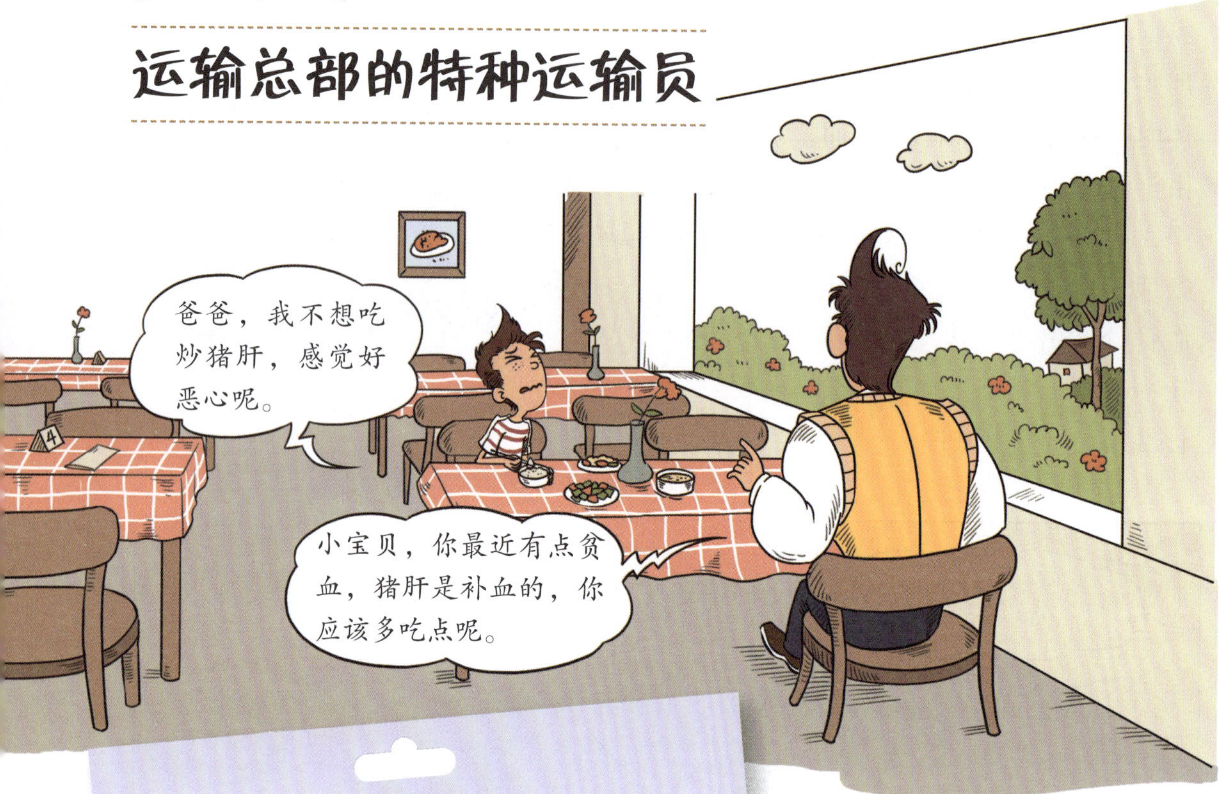

爸爸，我不想吃炒猪肝，感觉好恶心呢。

小宝贝，你最近有点贫血，猪肝是补血的，你应该多吃点呢。

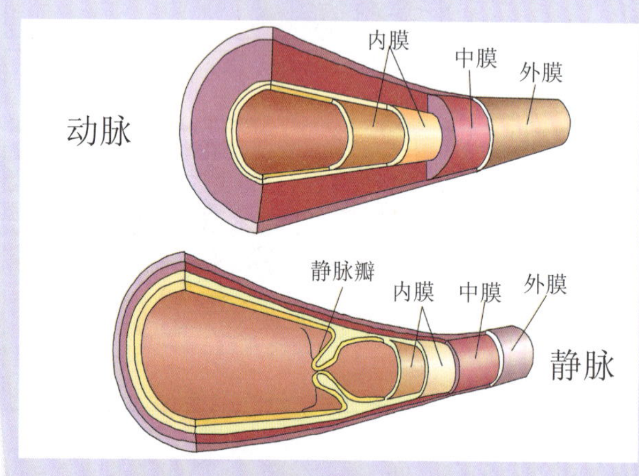

在血液运输总部，血液虽然是最基层的运输员，但是它对人体小工厂却有着至关重要的作用。这是为什么呢？原来呀，它们一旦罢工，那些营养成分就无法输送出去，而人体小工厂便只能被迫停止运作。

血液运输总部是整个人体小工厂内的大型运输网络，它需要收集胃、肺等多个大型核心部门所生产出来的营养物质、氧气以及热量，然后再将这些养分一一输送到小工厂内的各个部门，比如，将从肺车间收集到的氧气运输给我们的双手；将从小肠车间收集到的营养输送给我们的双脚……很明显，这是一项庞大的工作，因此，血液运输员每天都在大大小小的血液管道中奔跑着，或是为各个部门分派养分，或是忙而不乱地收集废料。

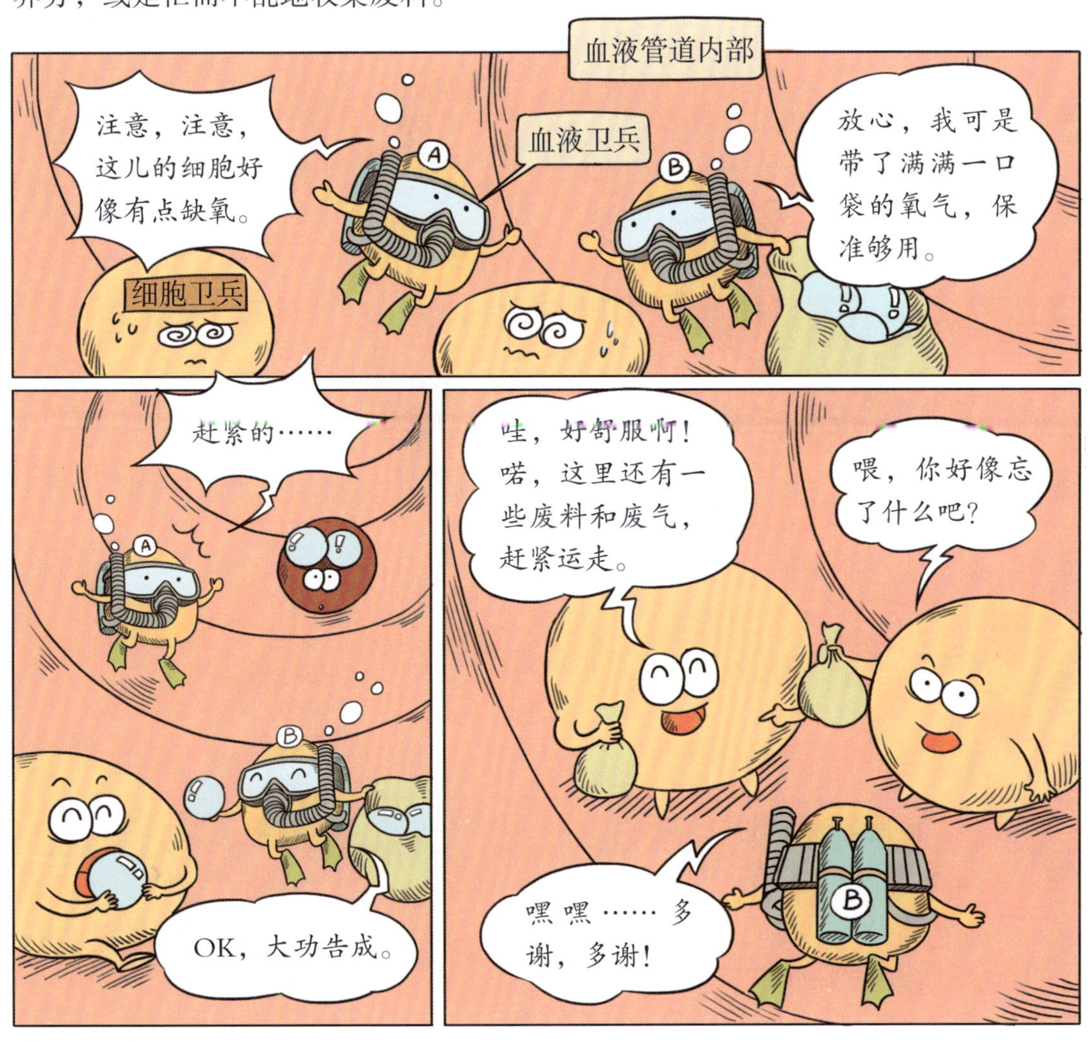

显然，血液运输员的工作是细致又繁重的，然而，它们却没有任何怨言，而且做得兢兢业业，因此很快就成为厂里出了名的优秀员工。

体循环：

运输总部的长途收发路线

爸爸，我今天想休息，不想做什么破运动。
小宝贝，多做运动可是能促进血液的体循环哦。快，穿上那双新买的运动鞋，我们出发！
肺动脉
左心室
淋巴管
肝动脉
肾动脉

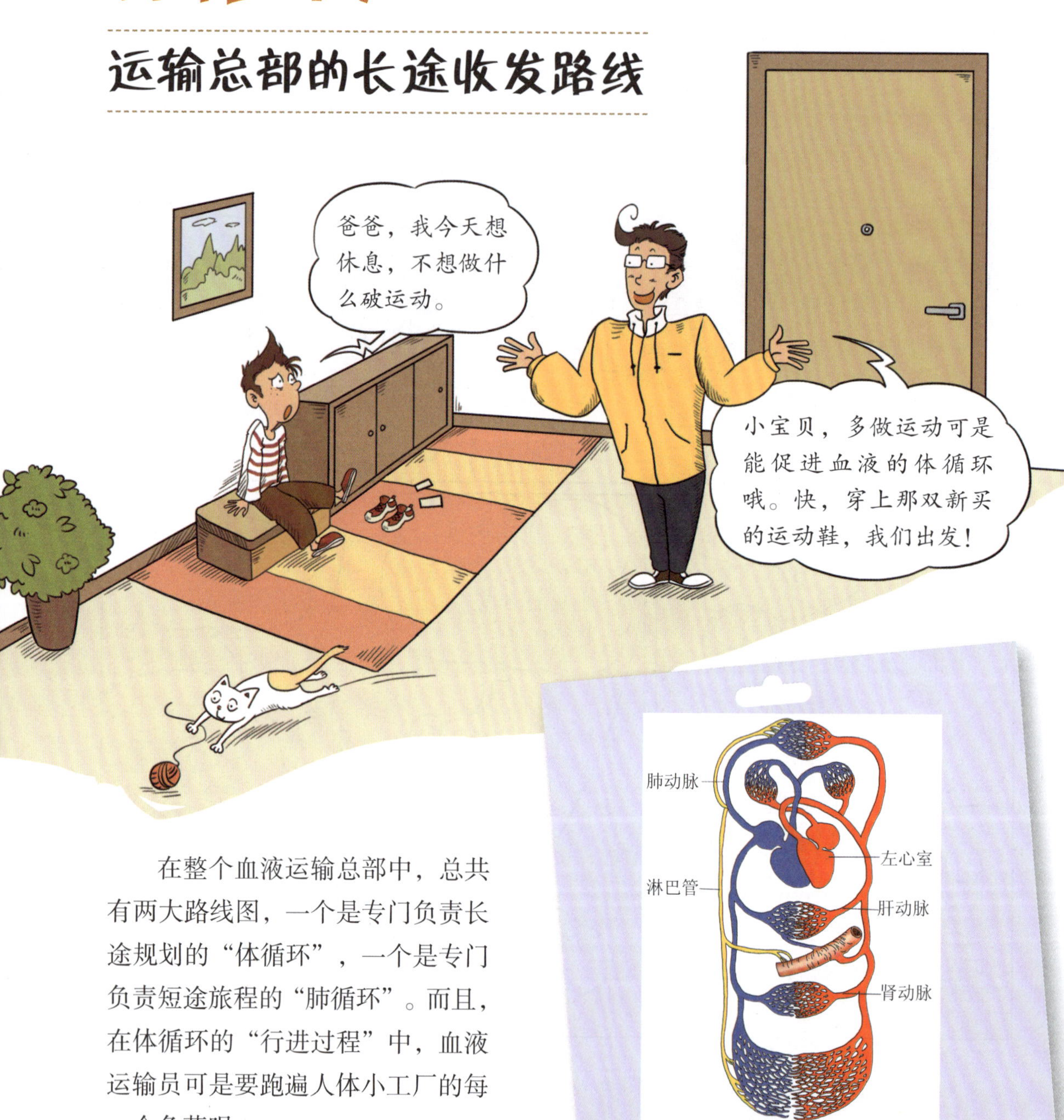

在整个血液运输总部中，总共有两大路线图，一个是专门负责长途规划的“体循环”，一个是专门负责短途旅程的“肺循环”。而且，在体循环的“行进过程”中，血液运输员可是要跑遍人体小工厂的每一个角落呢。

瞧，负责体循环长途路线的血液运输员开始从心脏出发了，它们沿着小工厂内从上到下的各级动脉、细动脉管道，最终到达最小的血液管道——毛细血管，紧接着便赶忙将全部养分和氧气输送给组织和细胞。当然，此时的它们并没有圆满完成任务，它们还要留下来将细胞中的废料、废气收集起来呢。这不，当又将身体内部填充得满满时，它们才从毛细血管出发，沿着从上而下的静脉管道，回到“回收主干道”——主静脉中，最后再沿着主静脉回到心脏。如此一来，血液运输员们才算完成了一个完整的体循环长途。

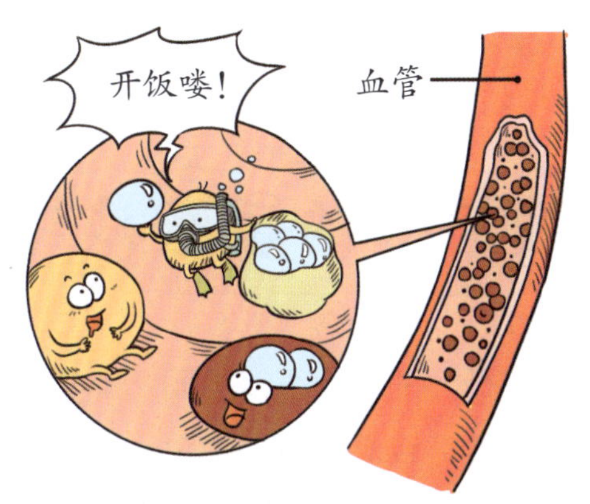

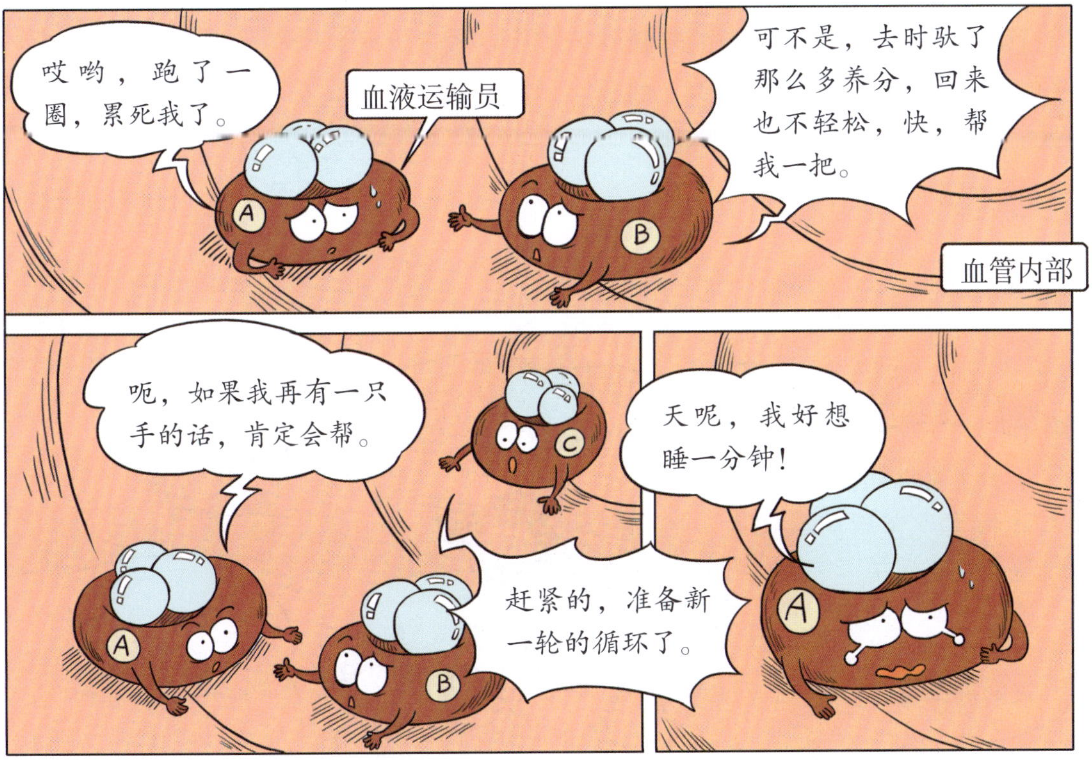

哎哟，跑了一圈，累死我了。

血液运输员

可不是，去时驮了那么多养分，回来也不轻松，快，帮我一把。

血管内部

呃，如果我再有一只手的话，肯定会帮。

赶紧的，准备新一轮的循环了。

天呢，我好想睡一分钟！

显然，在血液循环系统中，若说血液运输员值得大家致敬，那么专门负责跑体循环长途的血液运输员一定是最值得致敬和嘉奖的。

肺循环：

运输总部的短程换气线

与体循环的长途线路不同，肺循环是血液运输总部的一个短途路线规划。这不，那些在肺循环路线中工作的血液运输员，要不停地往返于心脏和肺两大车间，不断地获取氧气。这是为什么呢？原来呀，经过体循环回流到心脏车间的静脉血内部含有不少的废料和废气，却仅含有少量的氧气，而肺循环便充当了那“换气的角色”。

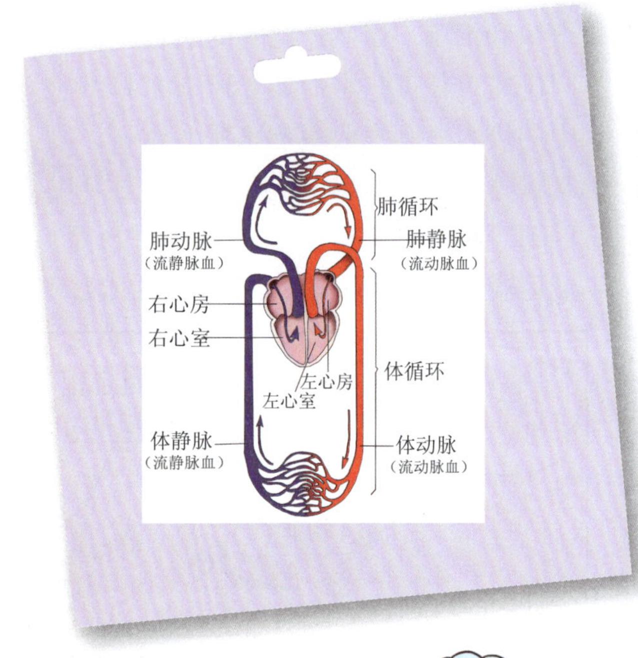

快，宝贝，赶紧捂住口鼻，这辆货车制造的废气太厉害了，方圆十里都能受到影响。若是吸进去一口，不但对肺不好，没准还会影响血液的肺循环呢。
爸爸，哪有那么严重，你就会危言耸听！我吸一大口，哇，味道也不错嘛！

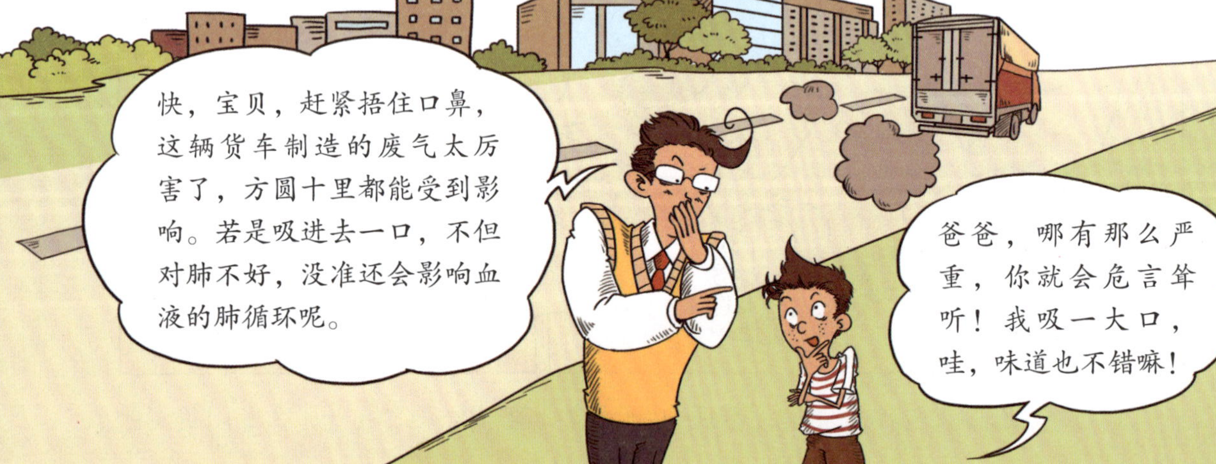

在人体小工厂内部，肺车间作为呼吸系统总部的核心部门，最大的功能就是释放氧气、收集废气，进行气体交换。这不，那些刚回到心脏车间的静脉血运输员便有的忙了。瞧，它们要马不停蹄地通过心脏和肺车间的联系管道——肺动脉，进入肺车间。紧接着，气体交换仓肺泡便会为它们换气，将它们身上的废气吸走，并为它们注入大量的氧气。而且，经此交换后，原本的静脉血运输员便会摇身一变成为动脉血运输员。然后呢，它们又会屁颠屁颠地沿着肺静脉管道，跑回心脏车间去，等待着再次进入主动脉！

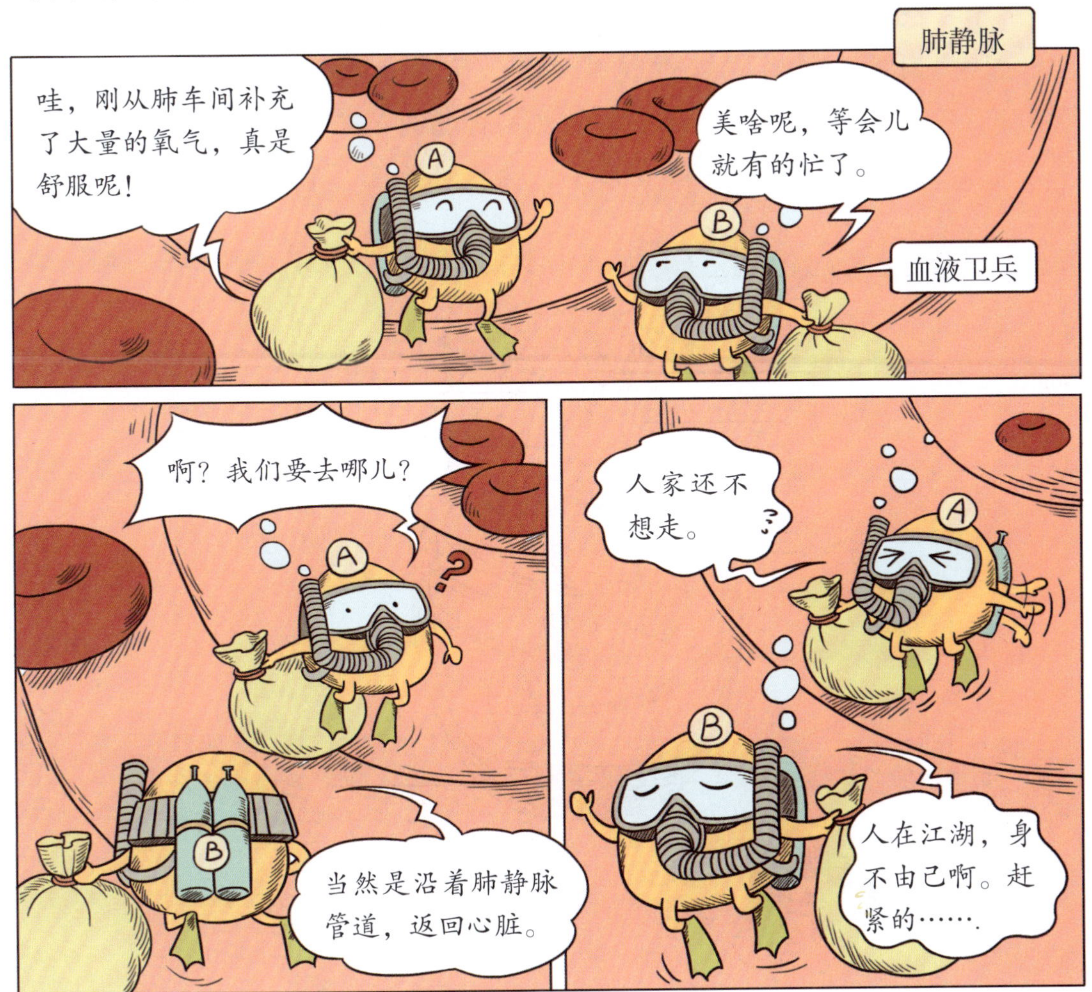

经过肺循环，便完美地将废气与氧气进行了交换，从而保证了我们能够正常呼吸。肺循环真是一个神奇的过程！

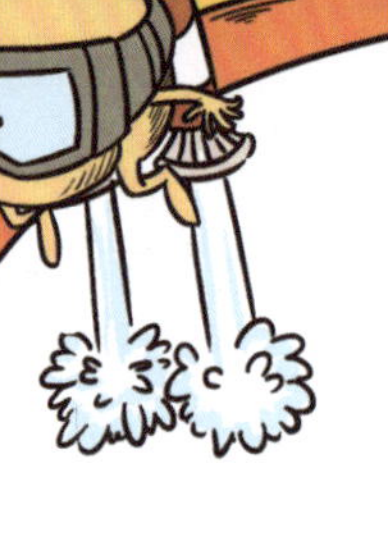

心脏在血液循环中所起的作用是什么

心脏车间是整个血液运输总部的动力车间，也是所有血液运输员的出发站和终点站。当心脏进行舒张时，便能将负责收集和运输人体废物的静脉血吸回到自身内部；而当它进行收缩时，又会将含有各种养分的动脉血挤出去。而这些动脉血则会借助着心脏的这股推动力，到达各个血液管道中，为人体小工厂输送养分。

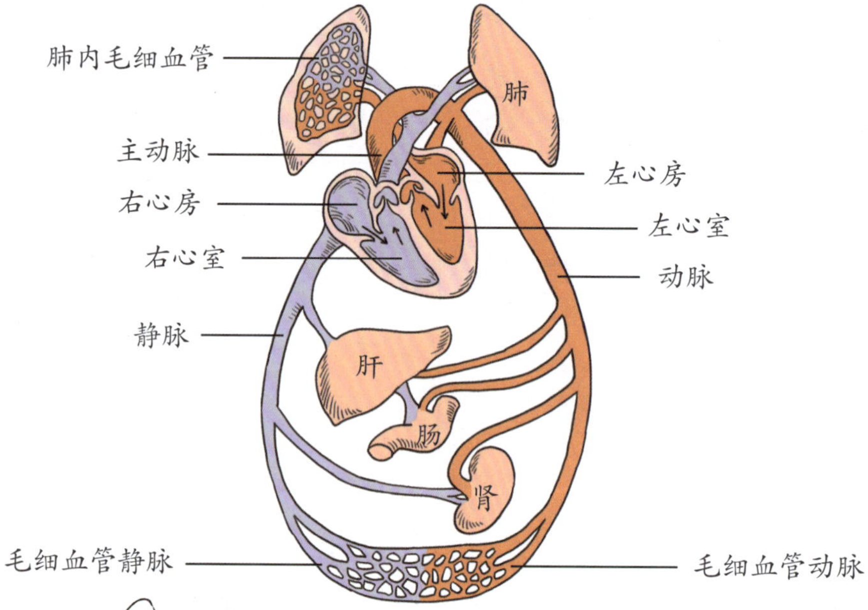

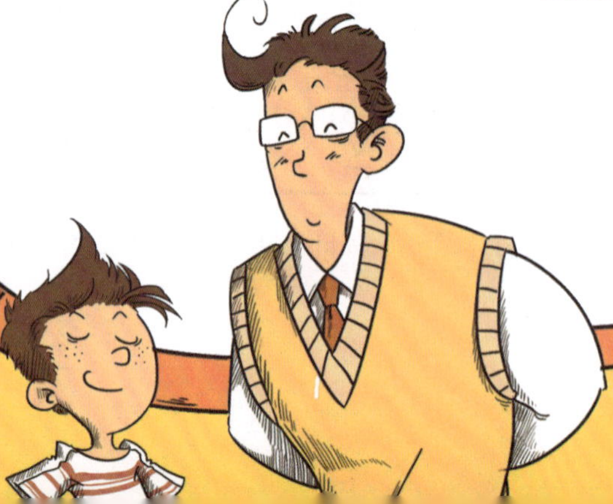

动脉的作用是什么

动脉管道是血液运输总部中专门负责运输营养元素的“分配主干道”，它的起始点直接和心脏车间的左心室进行无缝连接，经过心脏车间的大力推动后，出发前往人体小工厂各处。当然，小工厂整个造型设计都非常精巧，不少小部门藏得很深呢，所以，从心脏出发的动脉主干道很难亲自将全部血液运输员运送到各个部门。为此，动脉主干道离开心脏后，会根据人体小工厂的结构特点，不断铺设分支，这些分支会从大变小、越变越小，直到能通往各个大小部门为止。

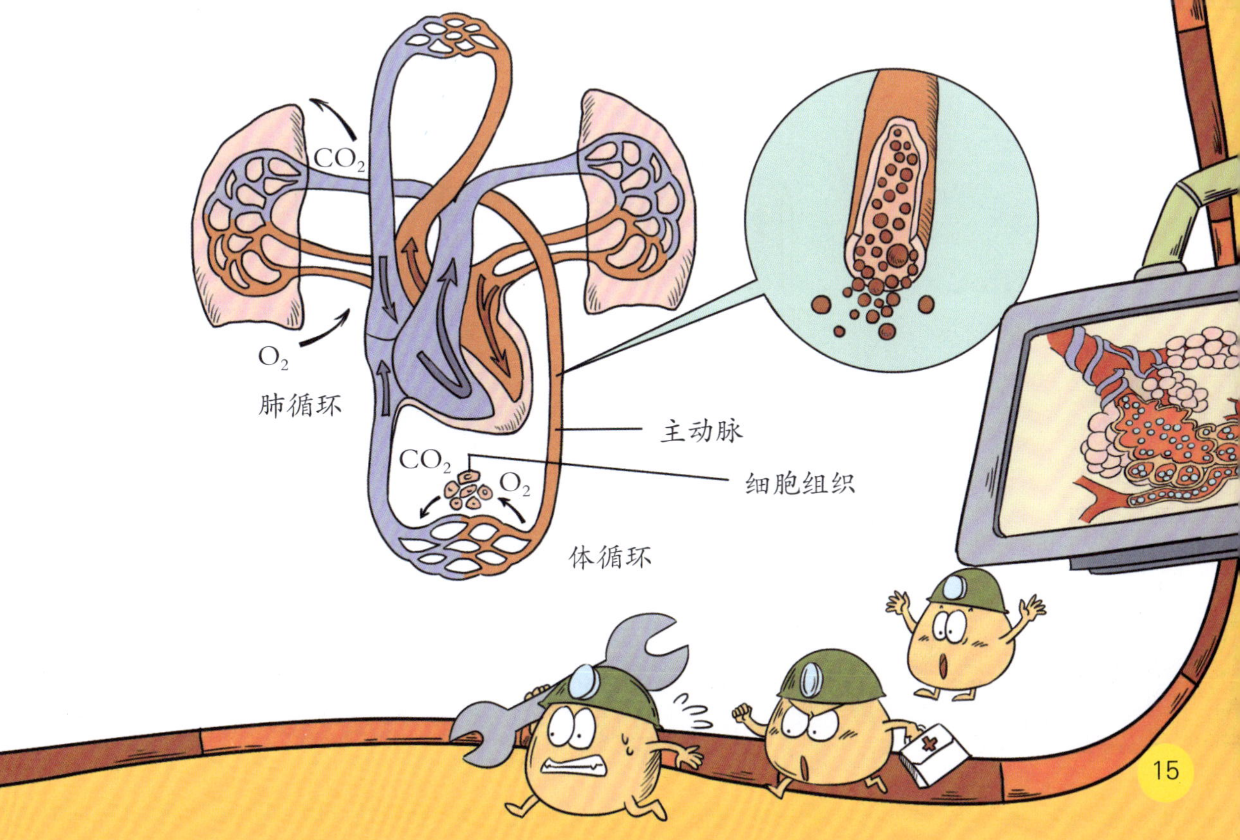

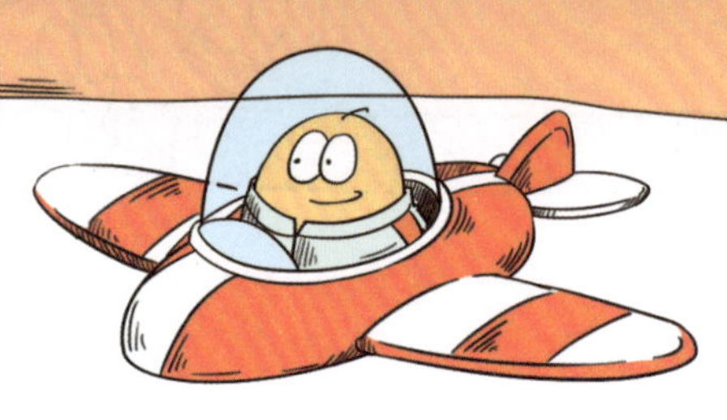

什么是静脉

静脉管道和动脉管道不同，如果说动脉的起点在心脏，而终点是各个组织细胞毛细血管的话，那么，静脉就刚刚相反，它的起始点是各个组织细胞外部的毛细血管，终点才是心脏。而且，在静脉管道工作的静脉血液运输员，主要负责收集人体小工厂的废料、废气。

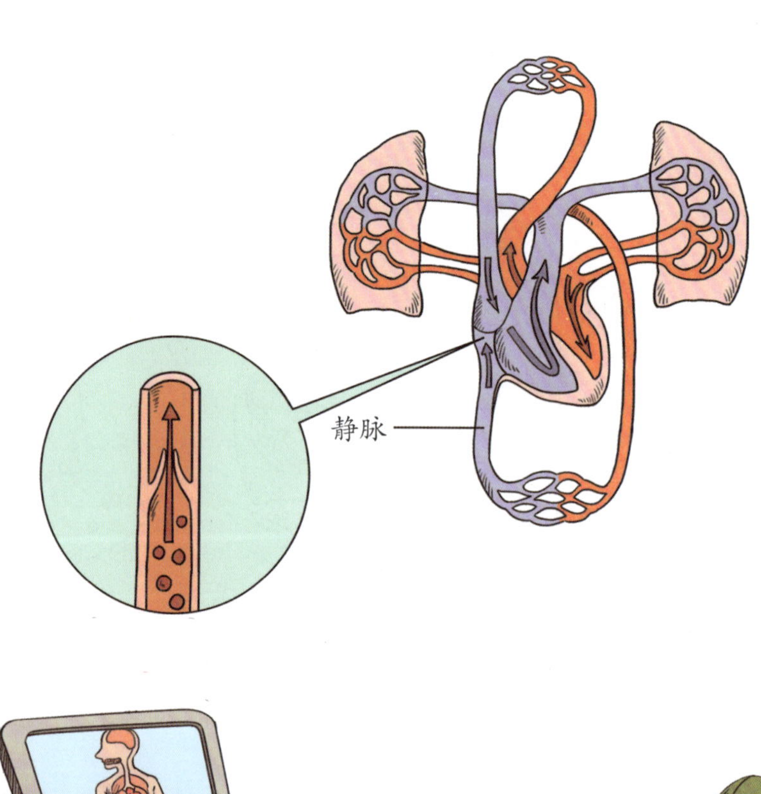

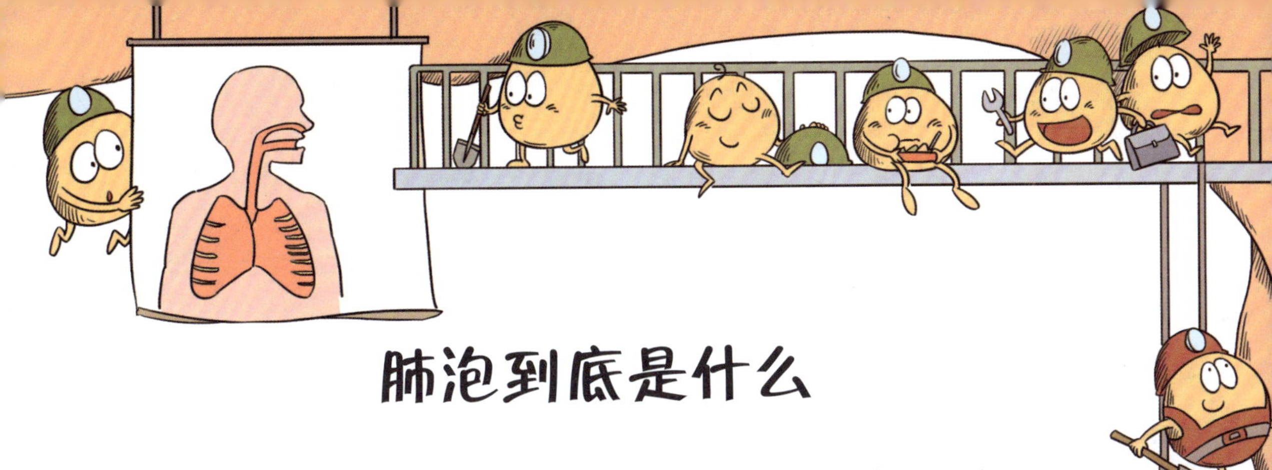

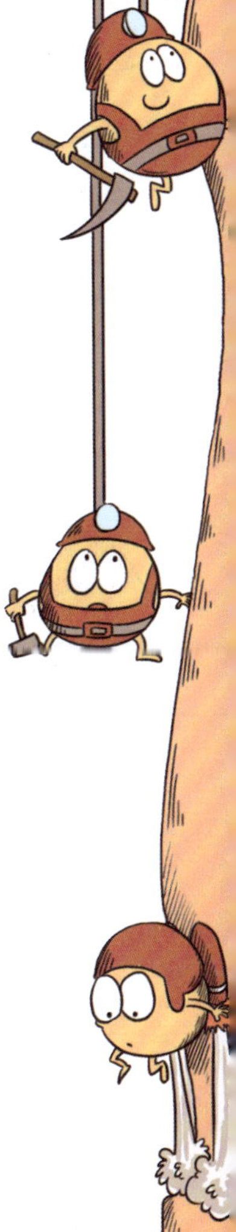

肺泡到底是什么

在人体小工厂内部，肺车间之所以能进行氧气和废气之间的气体交换，全都仰赖于有“气体交换仓”之称的肺泡。其实，肺泡就是由单层上皮细胞构成的半球状囊泡，而且，在它的表面还覆盖着液膜、上皮细胞膜、肺泡上皮和肺毛细血管内皮等几层呼吸膜。不过，别看它拥有这么多呼吸膜，可若是将这一层层的膜叠加起来，它们的总厚度居然还不到 1 微米。

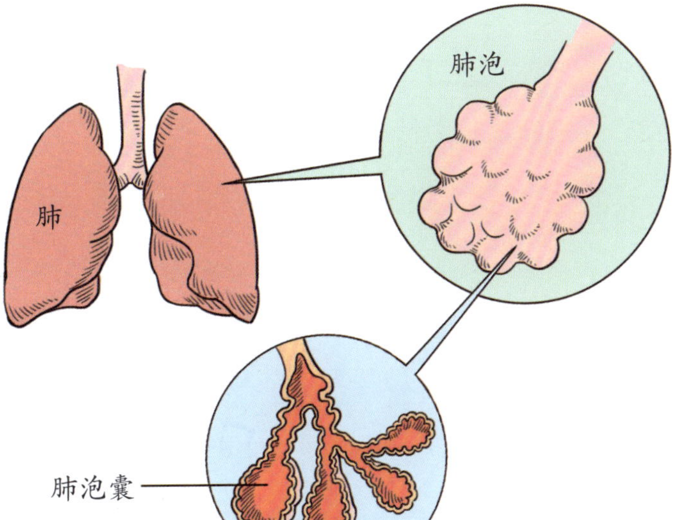

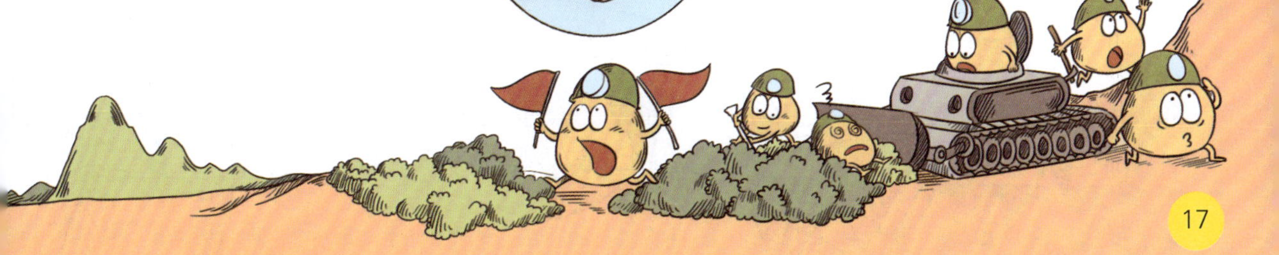

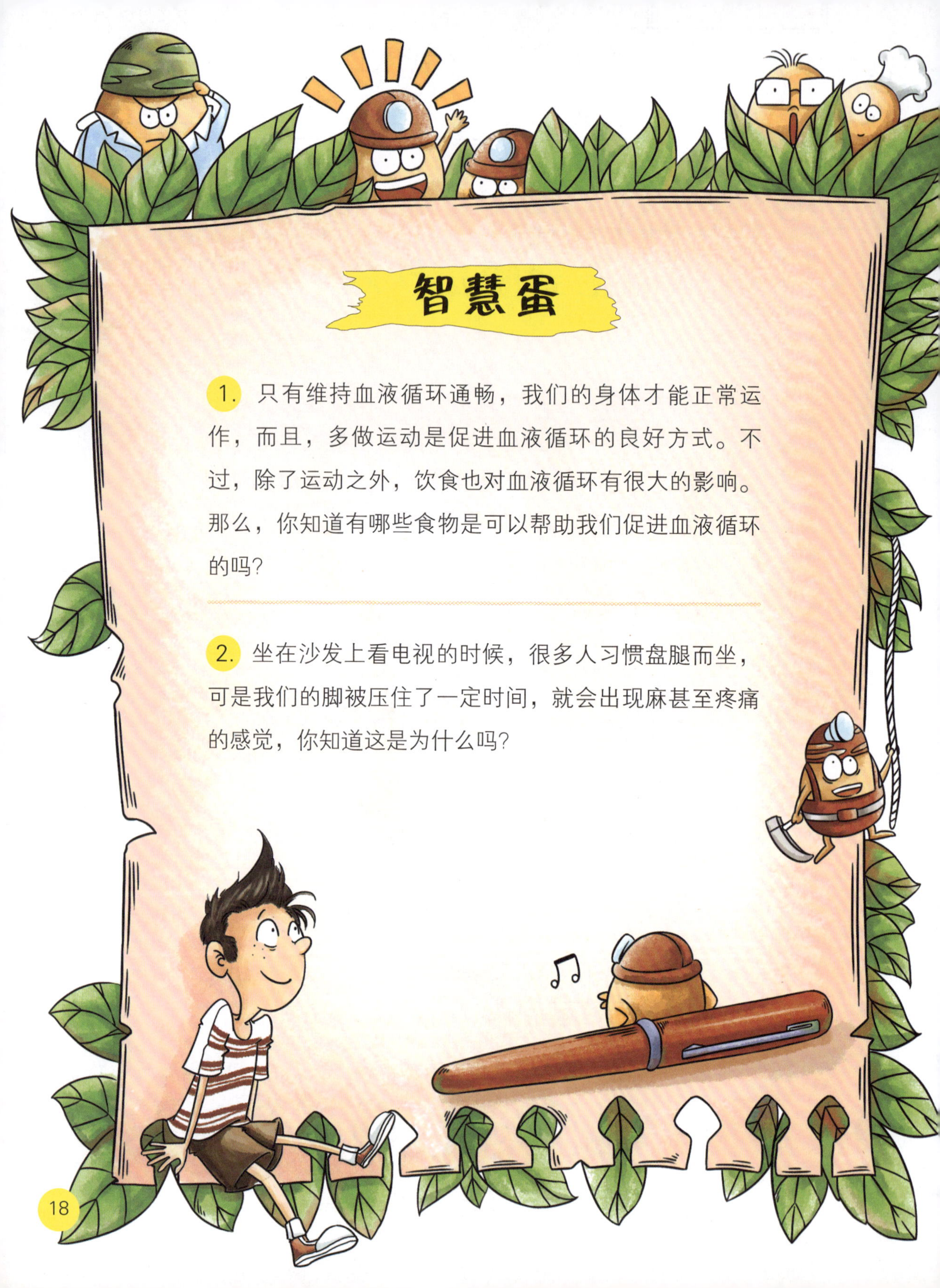

智慧蛋

1. 只有维持血液循环通畅，我们的身体才能正常运作，而且，多做运动是促进血液循环的良好方式。不过，除了运动之外，饮食也对血液循环有很大的影响。那么，你知道有哪些食物是可以帮助我们促进血液循环的吗？

2. 坐在沙发上看电视的时候，很多人习惯盘腿而坐，可是我们的脚被压住了一定时间，就会出现麻甚至疼痛的感觉，你知道这是为什么吗？

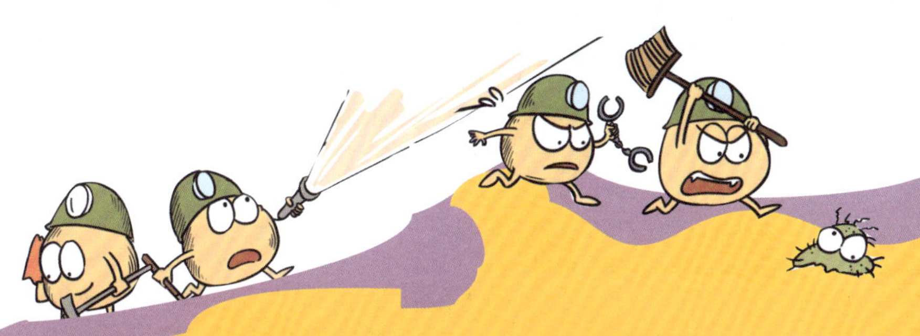

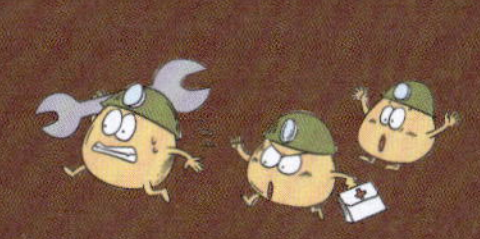

心脏：

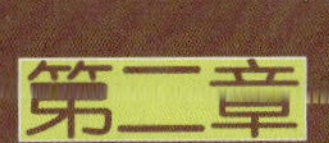

第二章

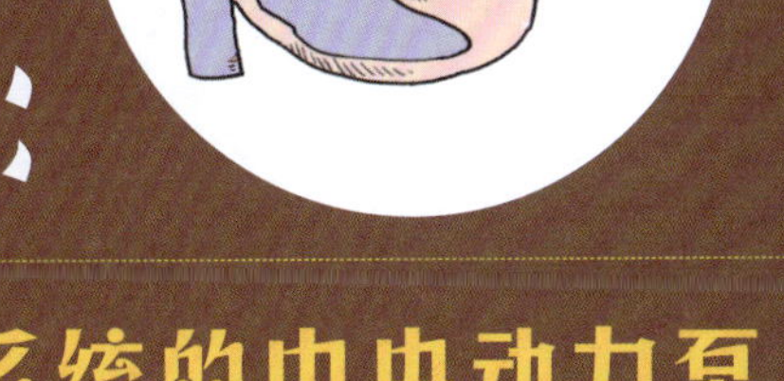

血液循环系统的中央动力泵

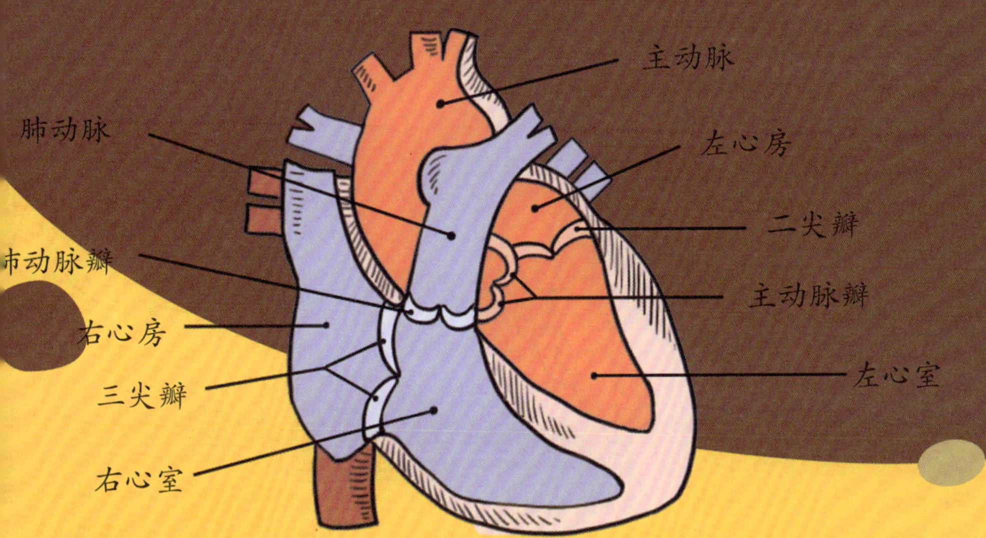

心脏：运输总部的动力泵

心脏车间不仅是血液运输总部的核心部门，还是整个小工厂的核心车间，更是血液运输网络维持饱满动力的中央动力泵。不过，心脏车间可是一个典型的“肌肉男”呢。瞧，它就位于左肺车间和右肺车间之间偏左一点的位置，外形就跟一个桃子似的，而且，它还会随着我们的成长而“长大”呢。

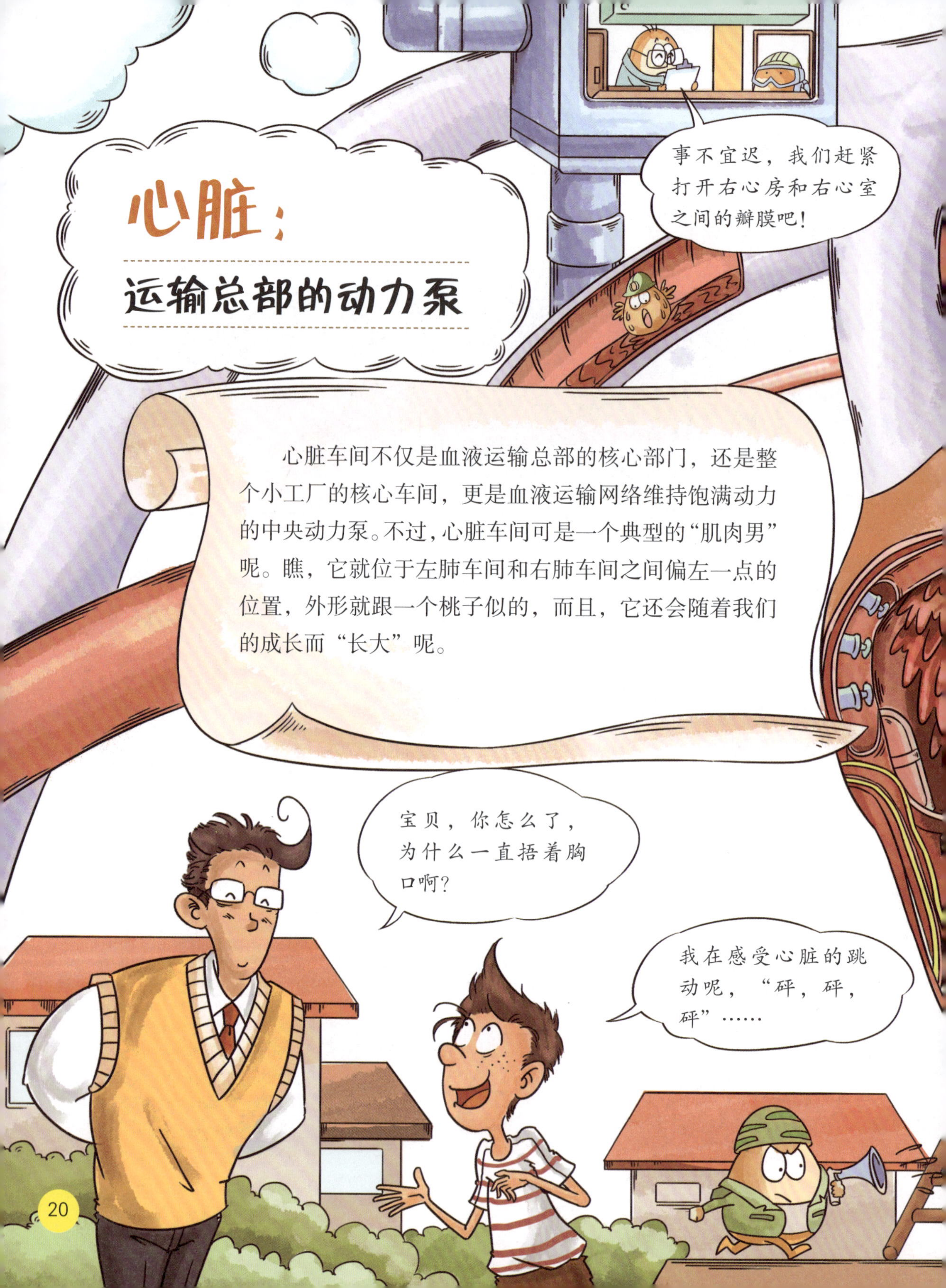

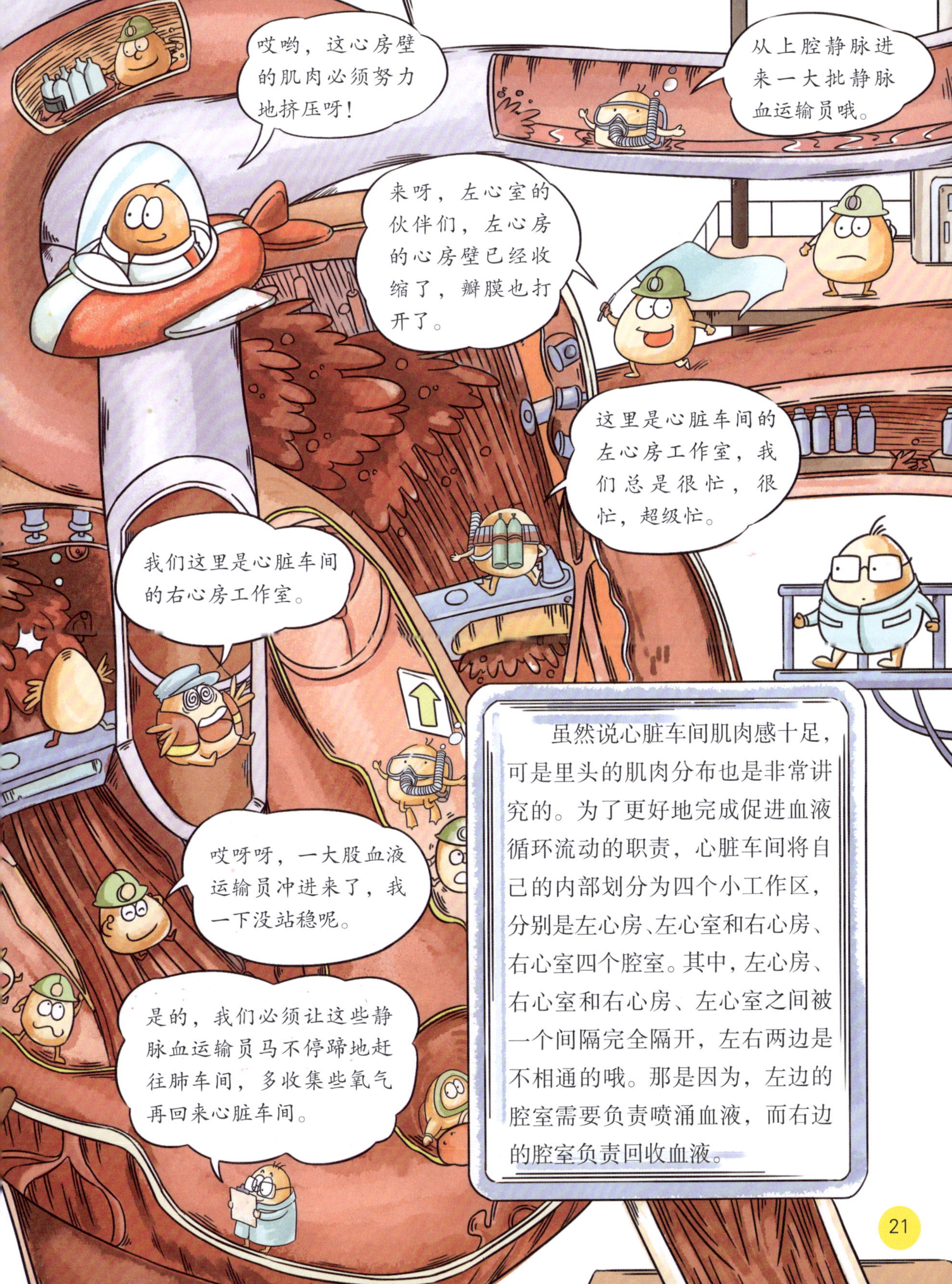
哎哟，这心房壁的肌肉必须努力地挤压呀！
从上腔静脉进来一大批静脉血运输员哦。
来呀，左心室的伙伴们，左心房的心房壁已经收缩了，瓣膜也打开了。
这里是心脏车间的左心房工作室，我们总是很忙，很忙，超级忙。
我们这里是心脏车间的右心房工作室。
哎呀呀，一大股血液运输员冲进来了，我一下没站稳呢。
是的，我们必须让这些静脉血运输员马不停蹄地赶往肺车间，多收集些氧气再回来心脏车间。
虽然说心脏车间肌肉感十足，可是里头的肌肉分布也是非常讲究的。为了更好地完成促进血液循环流动的职责，心脏车间将自己的内部划分为四个小工作区，分别是左心房、左心室和右心房、右心室四个腔室。其中，左心房、右心室和右心房、左心室之间被一个间隔完全隔开，左右两边是不相通的哦。那是因为，左边的腔室需要负责喷涌血液，而右边的腔室负责回收血液。

心肌：

心脏车间的动力开关

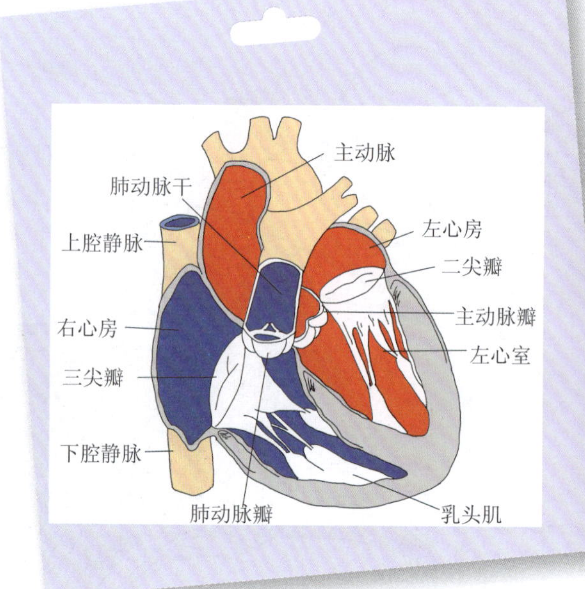

走进心脏车间，无论是左右两边的哪一个腔室，首先映入我们眼帘的便是那满满的紧实心肌。要知道这些心肌不仅是心脏车间的建筑结构，更是它的动力装置。很明显，心脏能被誉为血液运输总部的“中央动力泵”都是它们的功劳。

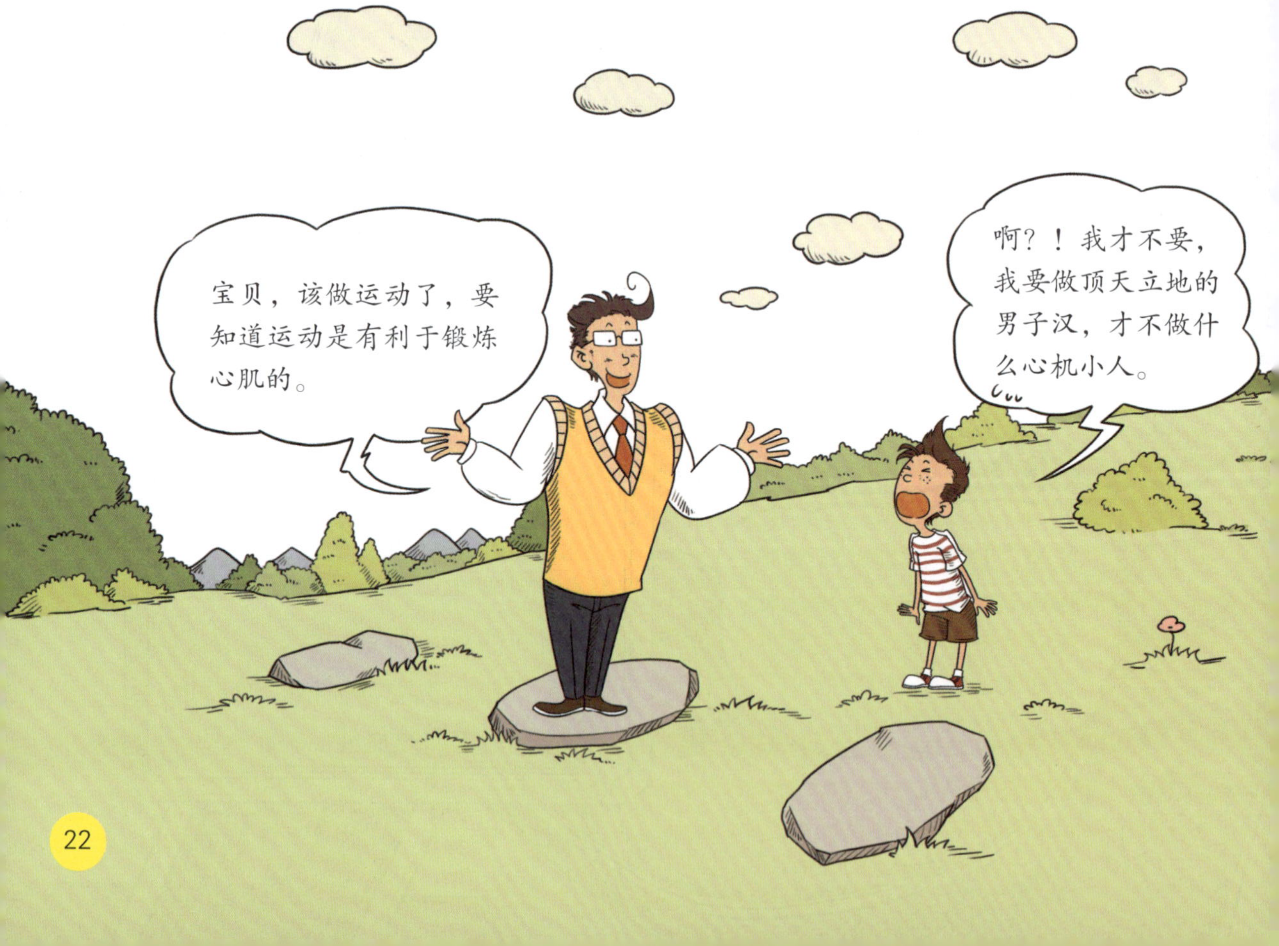

宝贝，该做运动了，要知道运动是有利于锻炼心肌的。

啊？！我才不要，我要做顶天立地的男子汉，才不做什么心机小人。

平滑的心肌每天都要跳动8万多次，它们要不断地进行舒张、收缩、再舒张、再收缩。这不，只要我们还有生命体征，它们就会不停歇地跳动，而且也唯有如此才能保持人体小工厂的血液运输一切正常。可是，为什么那些看上去平平无奇的心肌能跳动呢?

原来呀，在心肌家族中有两大等级，其中大多数的心肌都是普通心肌，只有少数的心肌属于特殊心肌，很明显，秘密就在这儿了。要知道那些特殊心肌本身就拥有规律跳动的本事，而且，它们就像是整个车间的心肌首领似的，一旦它们有点风吹草动（按照规律跳动），就会对周边的普通心肌造成刺激，致使普通心肌也跟着“动起来”。因此，心脏车间便形成了“特殊心肌收缩，促发普通心肌收缩”，以及“特殊心肌舒张，促发普通心肌舒张”这样两种情况。而且，当这两种情况轮流出现时，心脏车间便完成了一次完整的搏动，将血液挤压出去。

今儿的任务挺轻松，只需要检查心脏车间的肌肉情况。
哇，它真像是个肌肉达人呢。
心脏卫兵
是呢，我都忍不住要在这美丽的肌肉上跳舞了！
心脏车间
Stop！乱跳会触发特殊心肌产生兴奋的，会让主人的心跳莫名加速呢。
罪过，罪过！

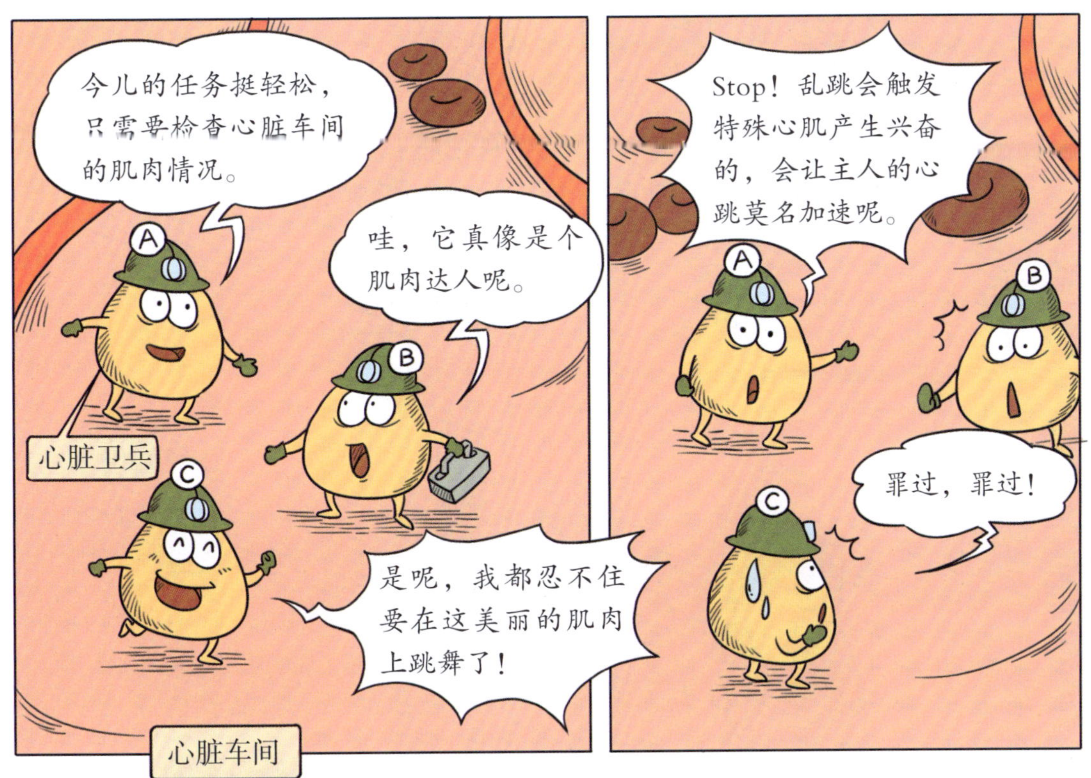

心肌真像是心脏车间的动力开关，若是没有它们从中周旋，心脏便难以完成搏动呢。

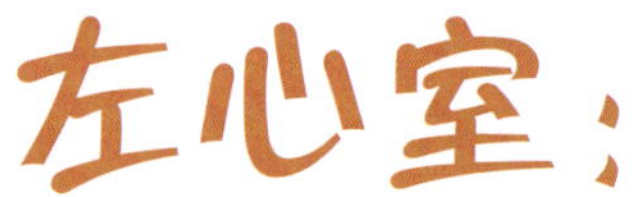

动脉血输送线的推进室

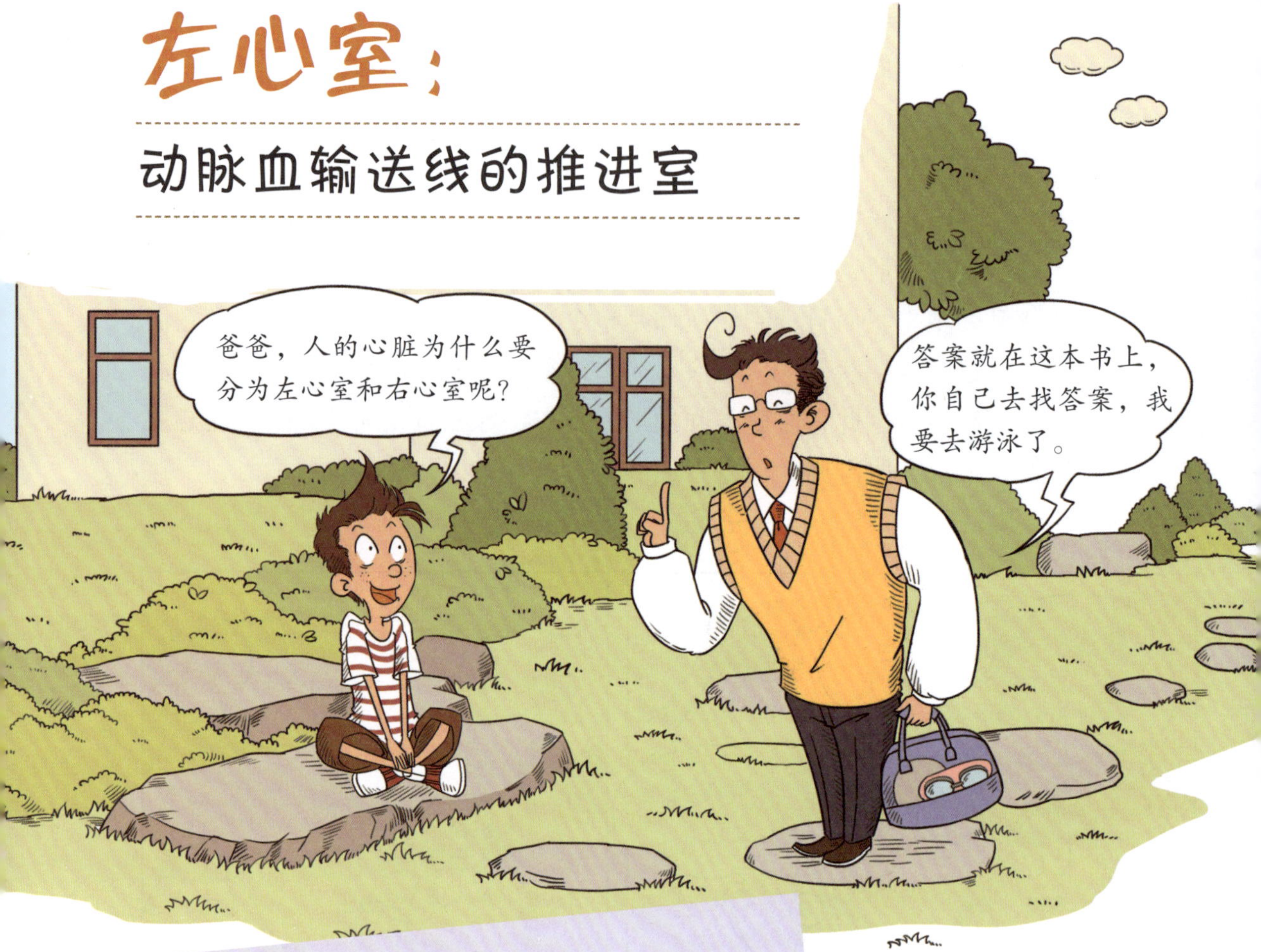

爸爸，人的心脏为什么要分为左心室和右心室呢？

答案就在这本书上，你自己去找答案，我要去游泳了。

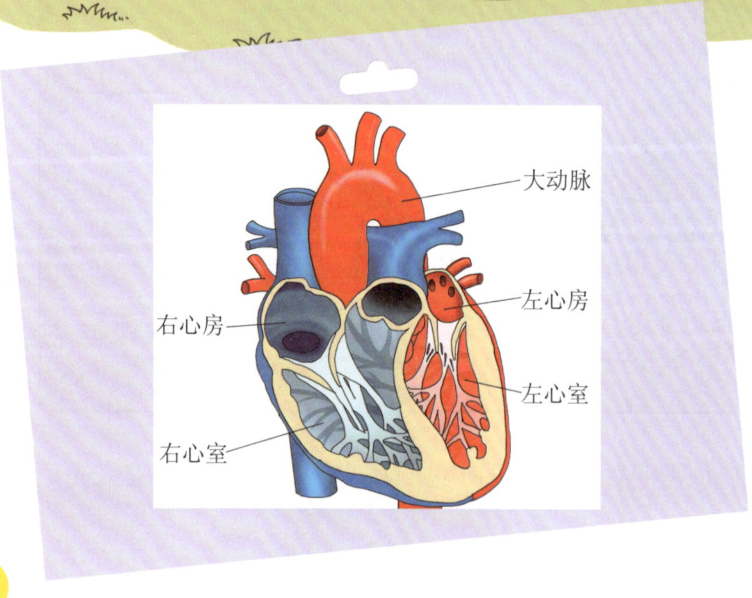

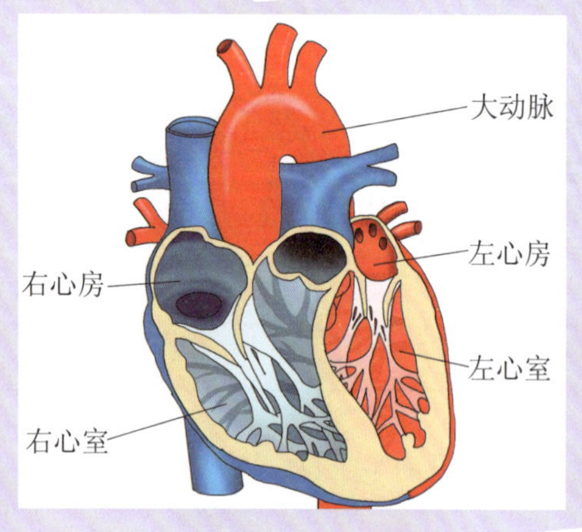

左心室就位于左心房的下方，若说左心房是心脏车间用于接纳肺车间回流动脉血的腔室，那么，左心室便是将这些含氧动脉血泵出心脏的主要动力腔室。

每次将心脏车间动脉血运输员泵向主动脉管道的出口，将运输员挤出去后，左心室内部就会变得空空如也。此时，一直留意着左心室动静的左心房就会将新鲜回流的血液传到左心室。然而，左心室的空间毕竟有限，一旦它内部挤满新的动脉血运输员，它便会关闭和左心房之间的二尖瓣，好让左心房的血液无法再运送过来，也确保自己内部的动脉血不会回流到左心房。可是，关闭了二尖瓣后，胀胀的左心室还会觉得有点超负荷，于是它内部的心肌就开始进行收缩，从而将内部过多的动脉血运输员挤出去，一直挤到左心室的唯一出口——主动脉管道。并通过主动脉瓣的开合，成功地将血液从心脏泵出，心脏便完成了一次搏动。

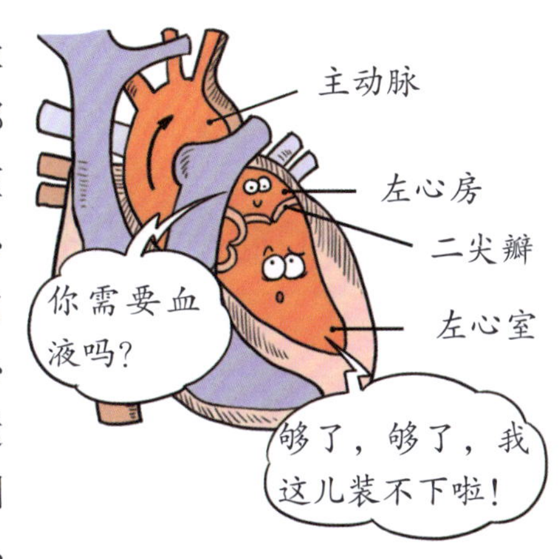

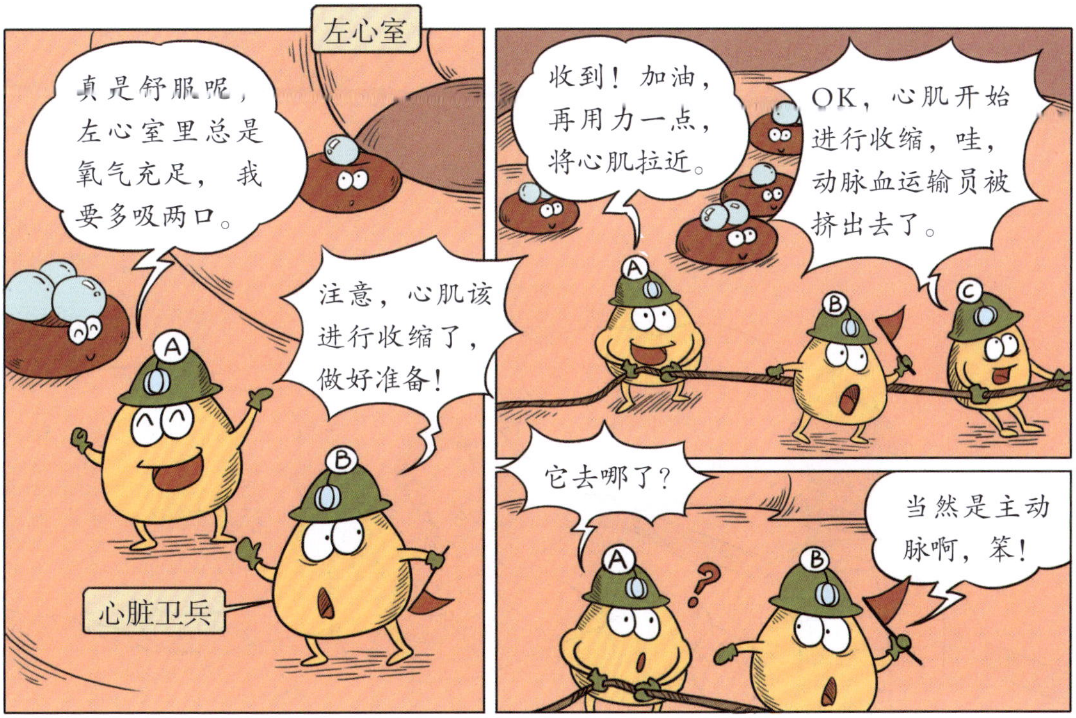

可见，内部空间小小的左心室真像是动脉血输送线的“推进室”，时刻不停地将动脉血运输员挤进主动脉。

右心室：

静脉血回流线的推进室

在右心室，那些从右心房收集而来的静脉血没一会儿就会填满它的内部空间，但它们都是缺氧分子。这不，右心室的麻烦也跟着来了，它得不停地将那些倒霉的静脉血推动到肺车间，好让它们进行气体交换。

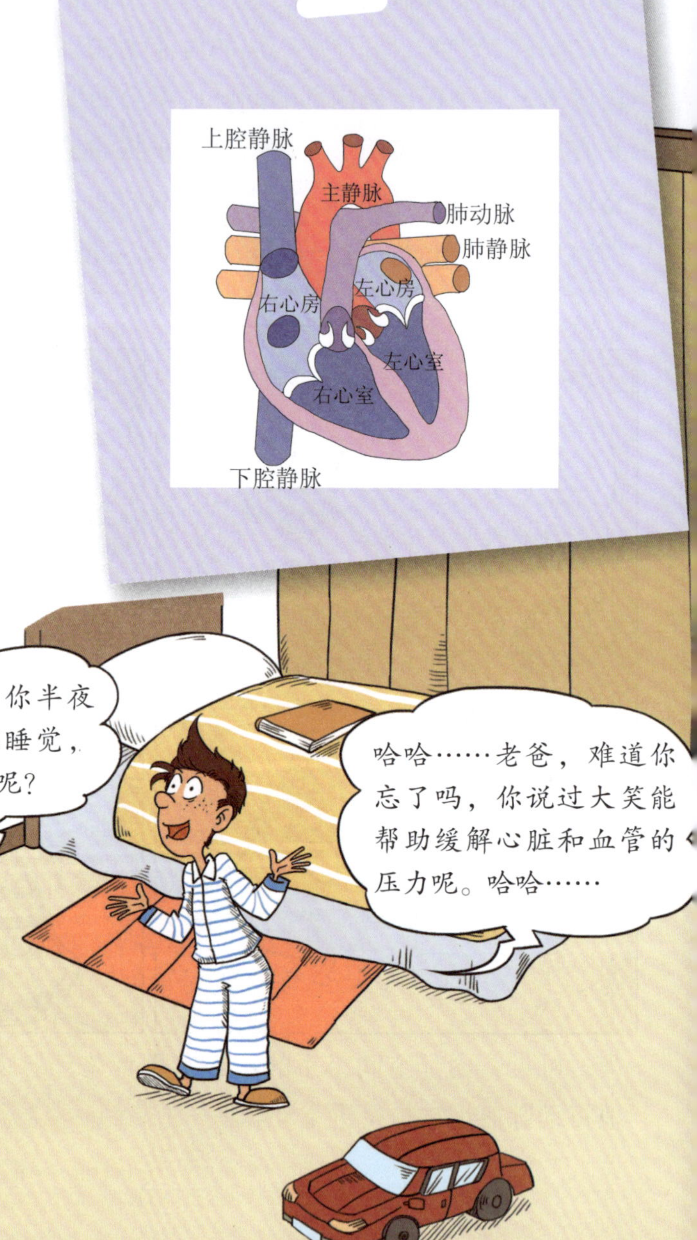

当右心房注入的静脉血运输员数量达到一定的指标、使右心室足够充盈时，右心室和右心房之间的三尖瓣就会关闭。此时，右心室便成为一个闭合的空间，内部的压力也变得越来越大。没办法，它只得进行心肌收缩，而它一旦收缩，那些刚进来的缺氧分子就会被挤进右心室唯一的出口——肺动脉管道。而且，在这个“挤”的过程中，右心室必须用尽全力。因为唯有如此，那些缺氧的静脉血才能在肺车间内补充到氧气，最终回流到左心房，开始新一轮的血液循环。

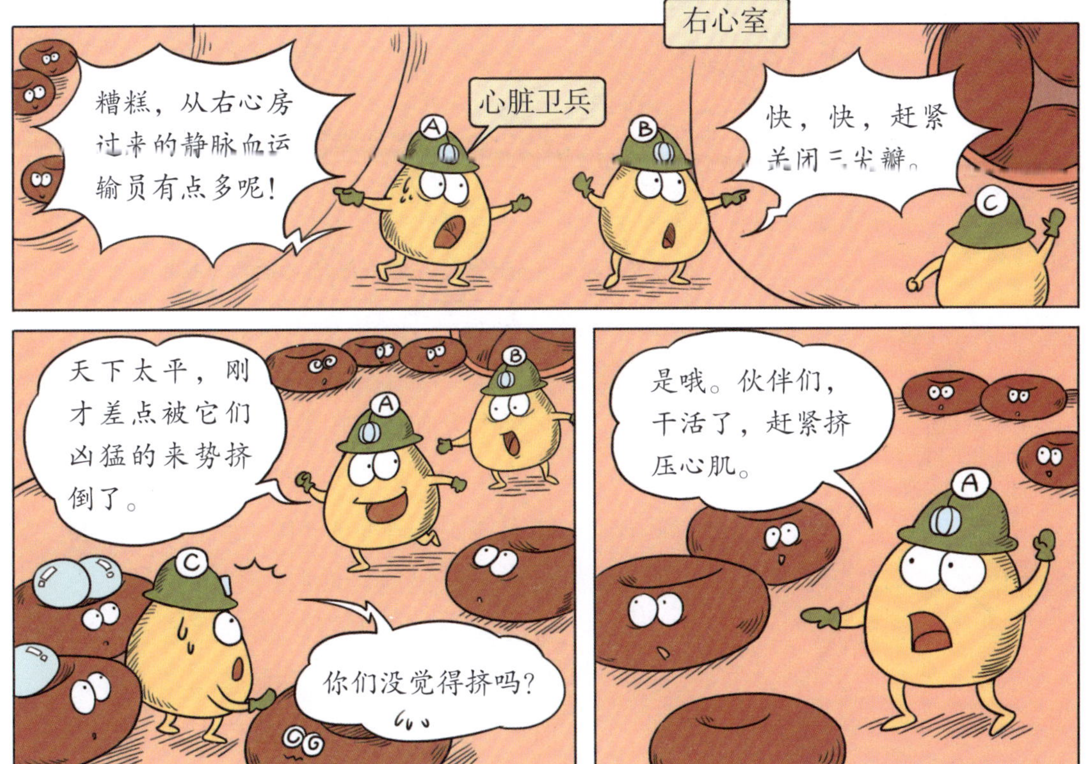

很明显，与左心室“相邻”的右心室理所当然地成为静脉血回流线的推进室，时刻不停地将静脉血挤入肺动脉管道，从而完成一个完整的血液循环。

冠状动脉：

心脏专属的物资供应管道

老爸，为什么早餐总是吃这些淡而无味的麦片呀？呜呜，我想吃美味的奶油面包。
小宝贝，多吃麦片可是有利于心脏健康的，比吃面包强多了。
左冠状动脉
右冠状动脉

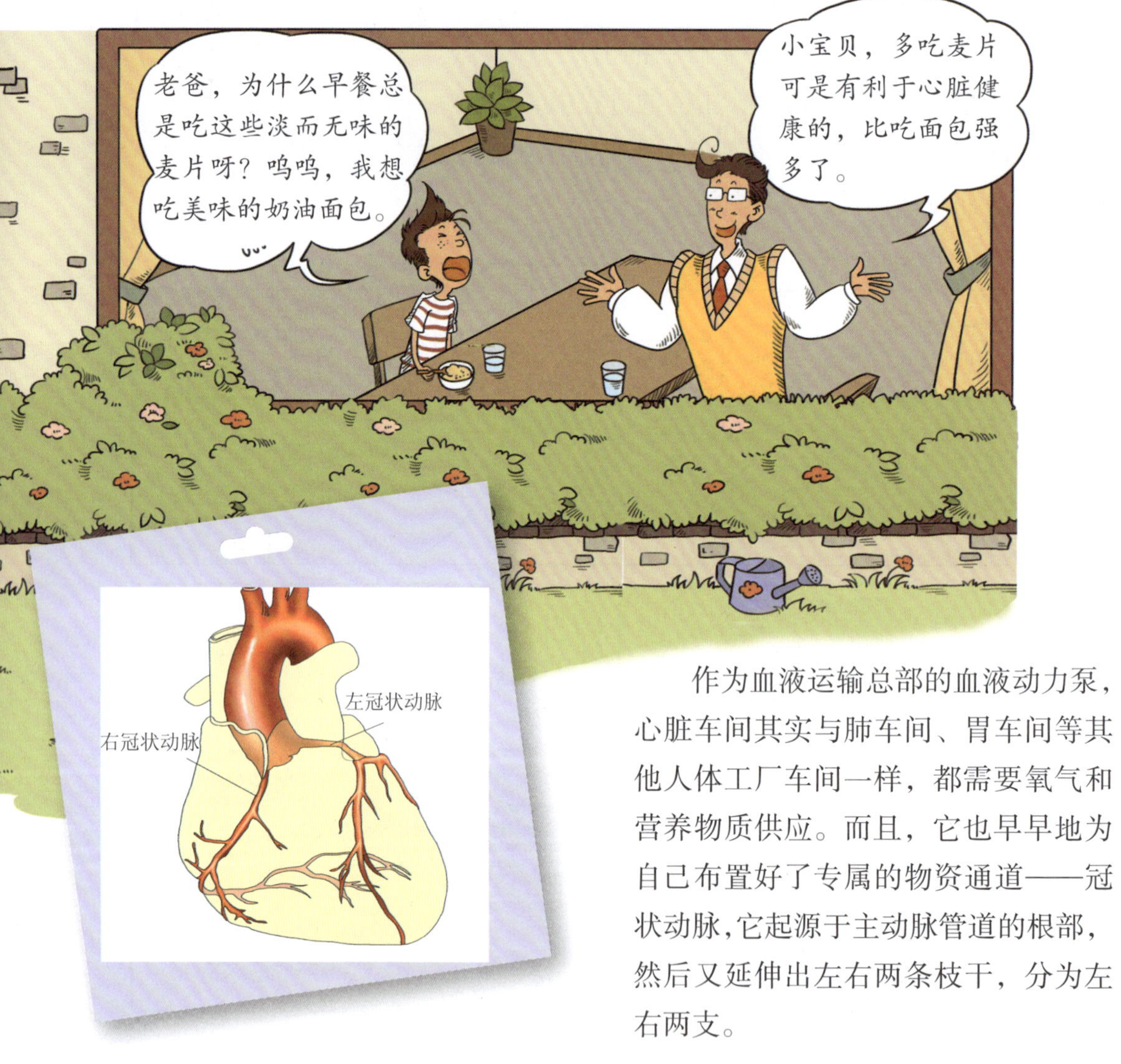

作为血液运输总部的血液动力泵，心脏车间其实与肺车间、胃车间等其他人体工厂车间一样，都需要氧气和营养物质供应。而且，它也早早地为自己布置好了专属的物资通道——冠状动脉，它起源于主动脉管道的根部，然后又延伸出左右两条枝干，分为左右两支。

在心脏车间，那左右两大枝干管道会沿着心脏表面的左右两边一直生长，从而让小冠状动脉密密麻麻地爬满整个心脏。然而，这还不够，新分支出来的小冠状动脉管道还会继续往心脏肌肉的内部生长，并会不断分支、不断缩小，从而成为一大波数目庞大、个头极为微小的毛细血管。这是为什么呢？原来呀，为了确保每一个心肌细胞都能够得到最优质的氧气，能够更“完美”地完成工作任务，短小精悍的细胞这才采取了以数量取胜的计策。而且，它更要确保内部的血流量要相当于心脏车间整体流量的 5% 呢。

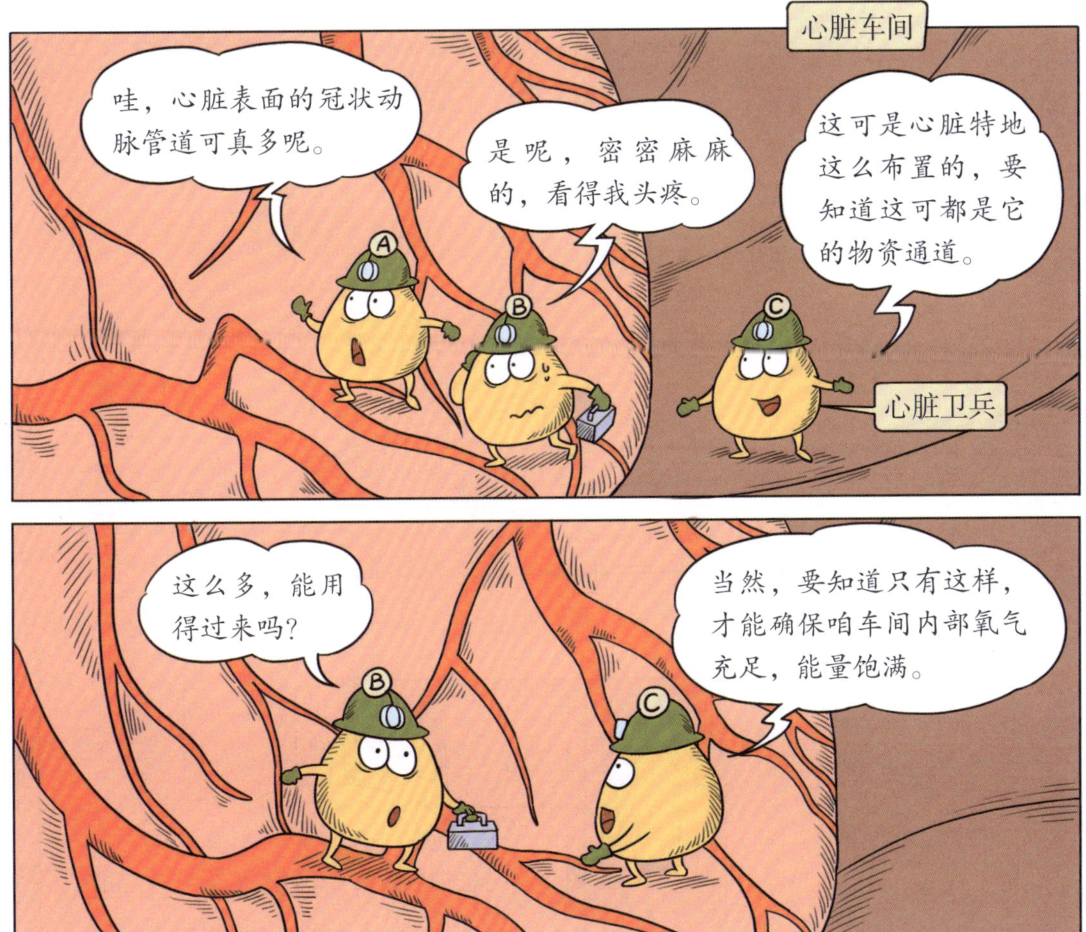

作为心脏车间的专属物资通道，冠状动脉可谓费尽了心思，这才将通道布置得如此完美！

冠状静脉：

心脏专属的废物回收管道

与其他器官车间一样，心脏车间内的心肌细胞们也会代谢出各种废气和废料，因此，心脏车间便为自己设计了相应的废料回收管道。这不，冠状静脉便很荣幸地成为这个角色。它位于右心室和下腔静脉管道入口处之间，像极了一把小镰刀，而且还是一把忙碌的小镰刀。

静脉从身体各部分的细胞运回血液
主动脉送血液到身体各部分的细胞
肺动脉送血液到肺部
肺部血液通过肺静脉运出
膜瓣
右心房
左心房
右心室
左心室

open
奶油蛋糕可真好吃呢，再吃一大口。
呃，小宝贝，奶油蛋糕属于高脂肪的食物，不能吃太多的。要知道那些脂肪最喜欢积聚在冠状血管中，从而影响你的心脏功能。

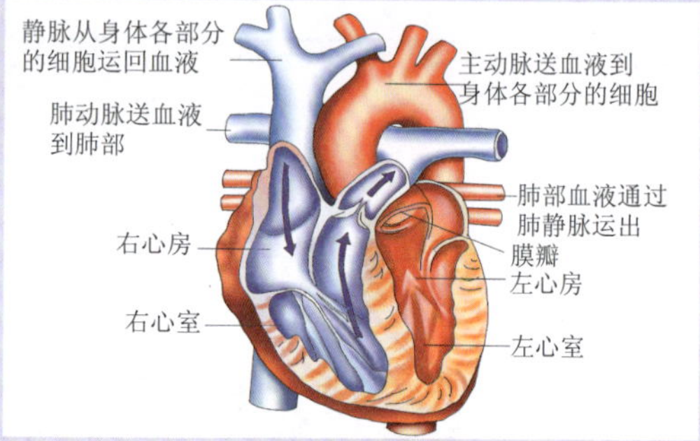

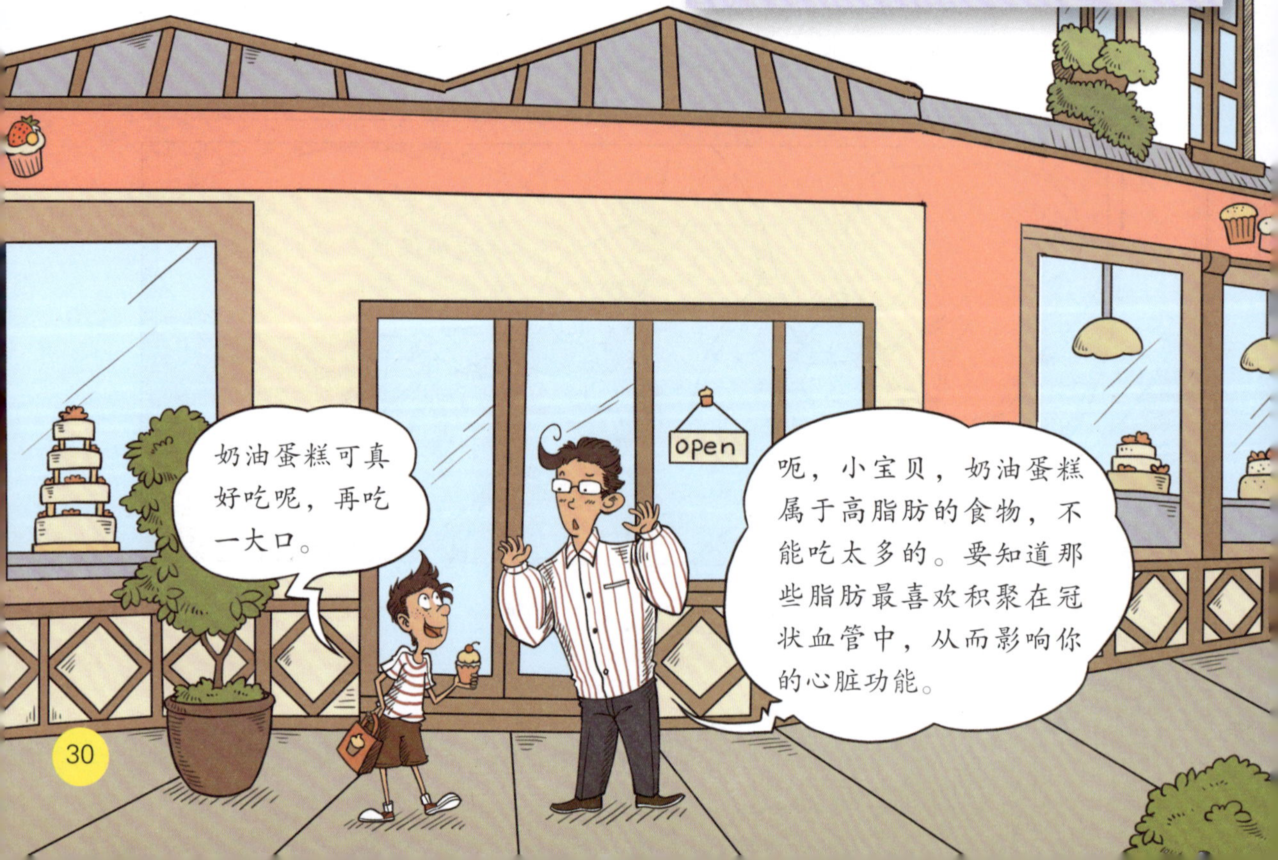

为了更好地收集那些心肌细胞产生的废气和废料，心脏车间特别将冠状动脉的终点设计成冠状静脉管道的起点。因此，当冠状动脉分支出来的毛细血管完成了氧气、养分输送后，内部的动脉血也变成了静脉血。而且，这些静脉血会直接流向冠状静脉毛细血管，紧接着又从毛细血管跑到冠状静脉主干道，然后直接回流到右心室，在那儿静候前往肺车间进行气体交换的旅程。

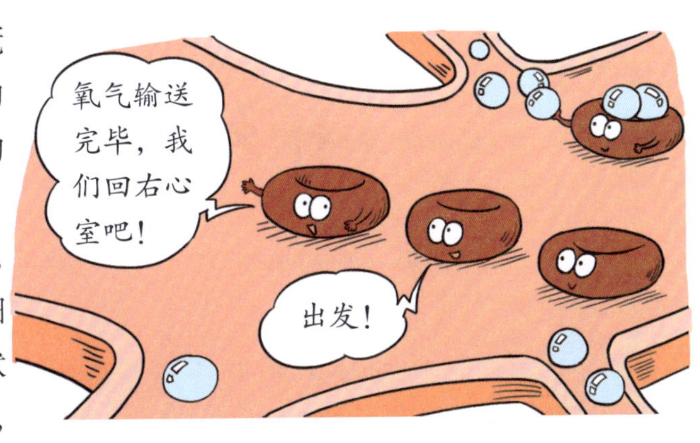

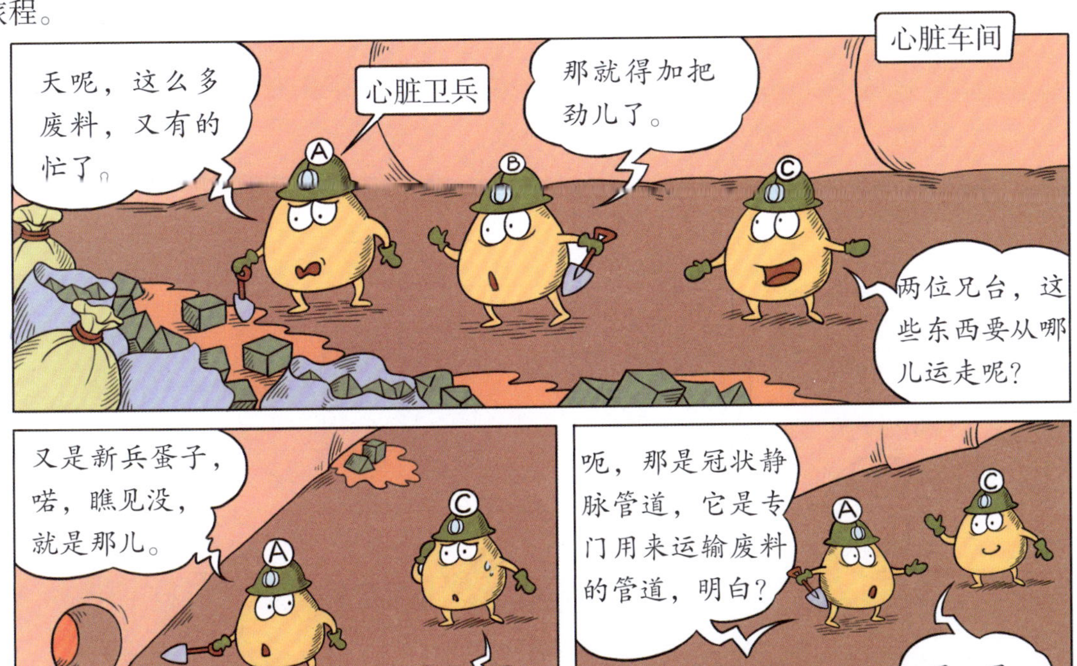

显然，作为心脏车间专属的“废料回收管道”，冠状静脉真是做得尽职尽责，而且，它还是一个老好人，从未与冠状动脉红过脸，甚至与它配合默契，出色地完成了心脏车间下达的命令。

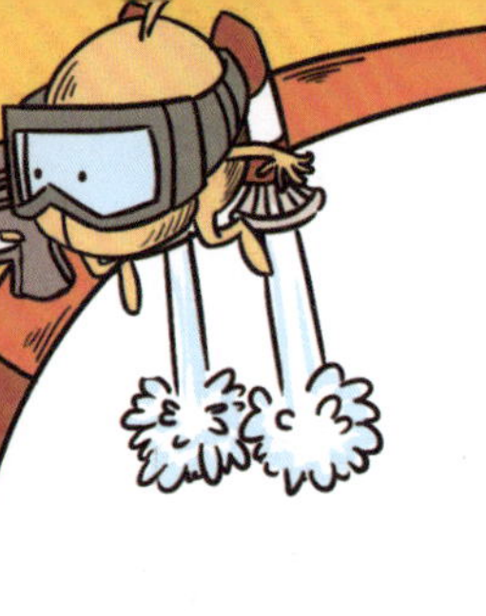

什么是冠心病

冠心病一般都会“赖上”成年人，尤其是中老年人。那么，冠心病到底是一种什么病呢？

当冠状动脉血管发生动脉粥样硬化病变时，便会致使血管腔变得狭窄或是阻塞，从而造成心肌缺血、心缺氧或是坏死，此时，便很可能引发心脏病，而由以上原因造成的心脏病便称为冠心病。当然，冠心病的范围不可能仅限于此，常见的冠心病为无症状心肌缺血、心肌梗死、心绞痛、缺血性心力衰竭、猝死等。

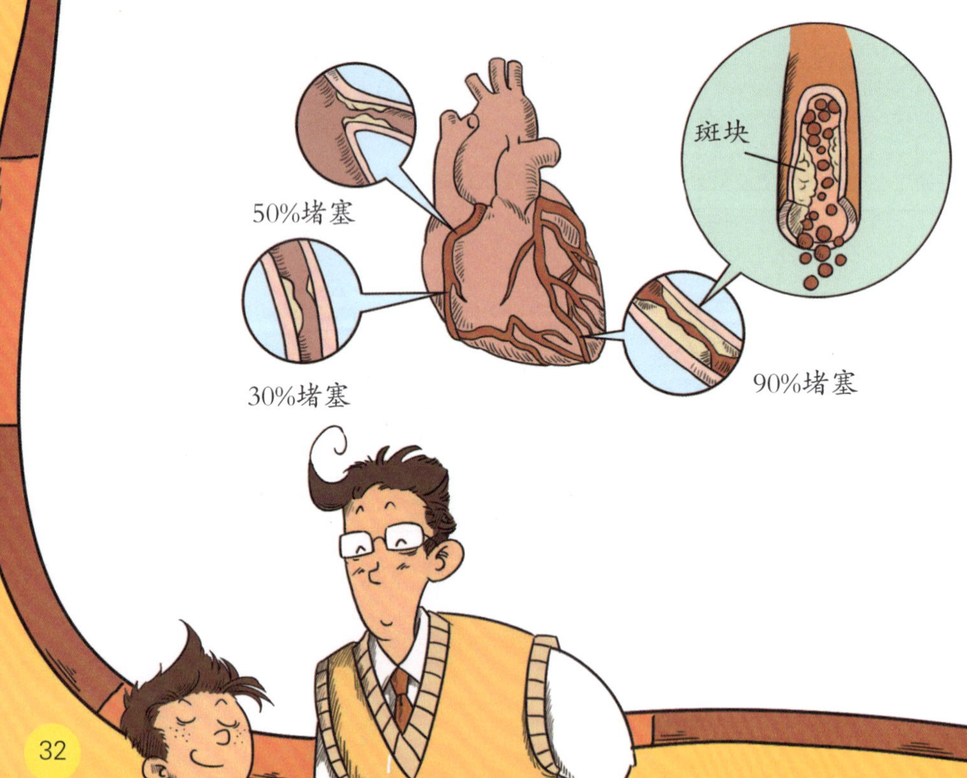

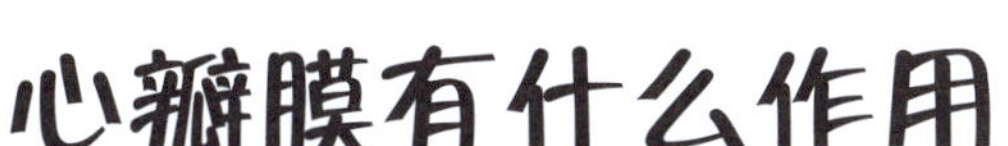

心瓣膜有什么作用

瓣膜分部的主要成员有四个，分别是房室瓣小组的二尖瓣和三尖瓣，以及负责管理心脏腔室和血液管道出口的主动脉瓣和肺动脉瓣，它们分别负责把关不同的出口，其中二尖瓣和三尖瓣分别是左心房和左心室、右心房和右心室之间的“门卫”。当心房注入心室的血液运输员达到一定数量时，二尖瓣和三尖瓣就会赶紧把门关上，防止血液运输员偷溜回心房；主动脉瓣是左心室和主动脉管道之间的“出口门卫”，当左心室强力收缩，完成将血液挤进主动脉的任务后，主动脉瓣就会关起门来，让挤进主动脉的血液一路向前，不倒流回左心室中；肺动脉瓣的作用和主动脉瓣相似，只不过是防止右心室挤进肺动脉的血液倒流，好让缺氧的静脉血赶紧通过肺动脉管道，前往肺车间进行换气。

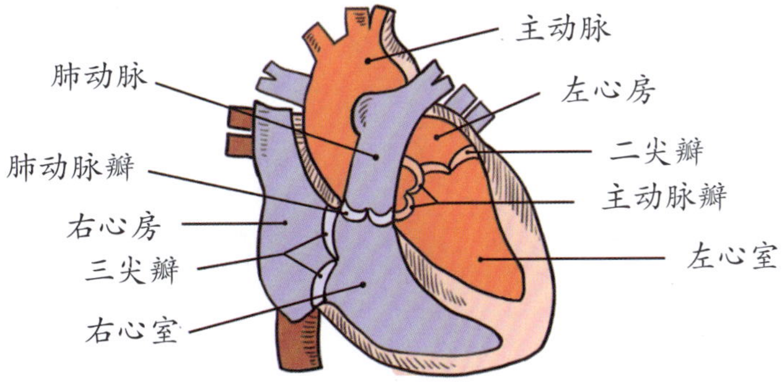

主动脉
肺动脉
左心房
二尖瓣
肺动脉瓣
主动脉瓣
右心房
左心室
三尖瓣
右心室

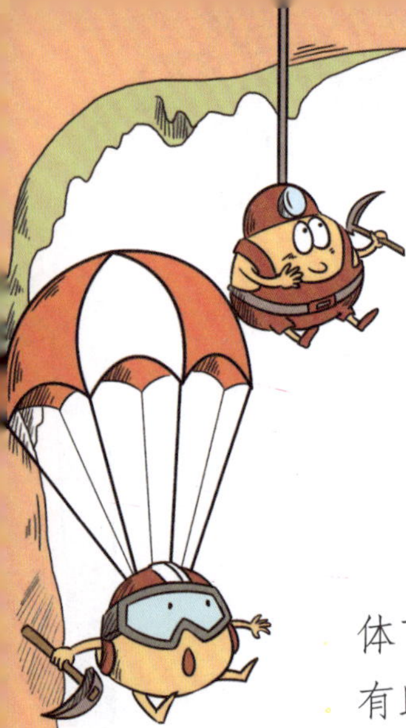

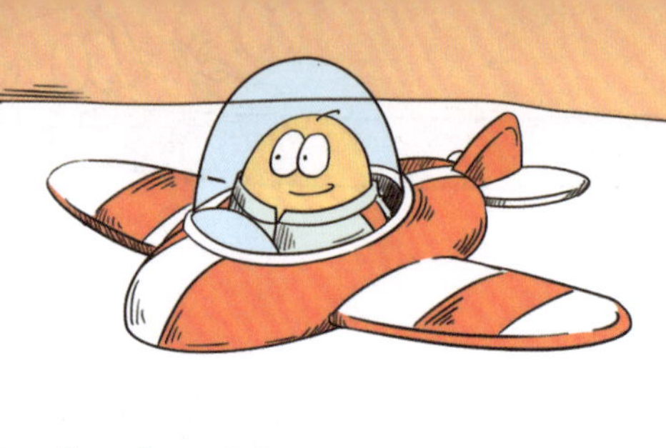

开怀大笑真的有好处吗

笑是内心愉悦的一种表现，经常开怀大笑对我们的身体可是有很多好处的。比如，大笑能燃烧我们的卡路里，有助于减肥；笑是最自然、最没有副作用的止痛剂；笑会增强我们的免疫力；笑能加速新陈代谢，让我们充满活力；笑能帮助我们释放压力；笑能让我们的心脏更健康。

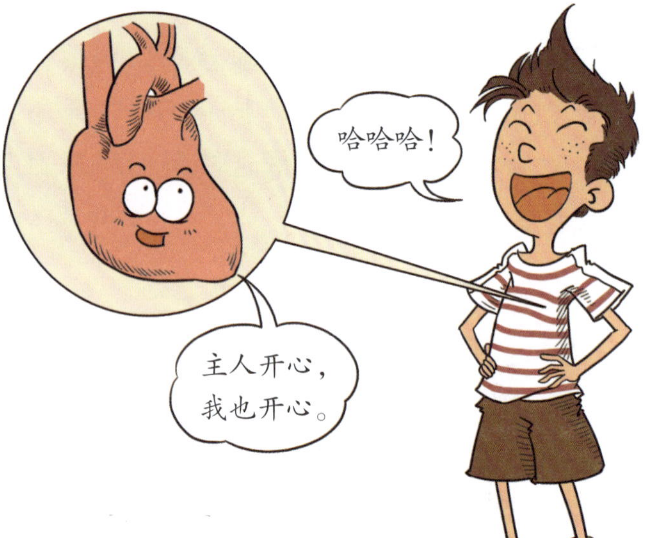

哈哈哈！

主人开心，
我也开心。

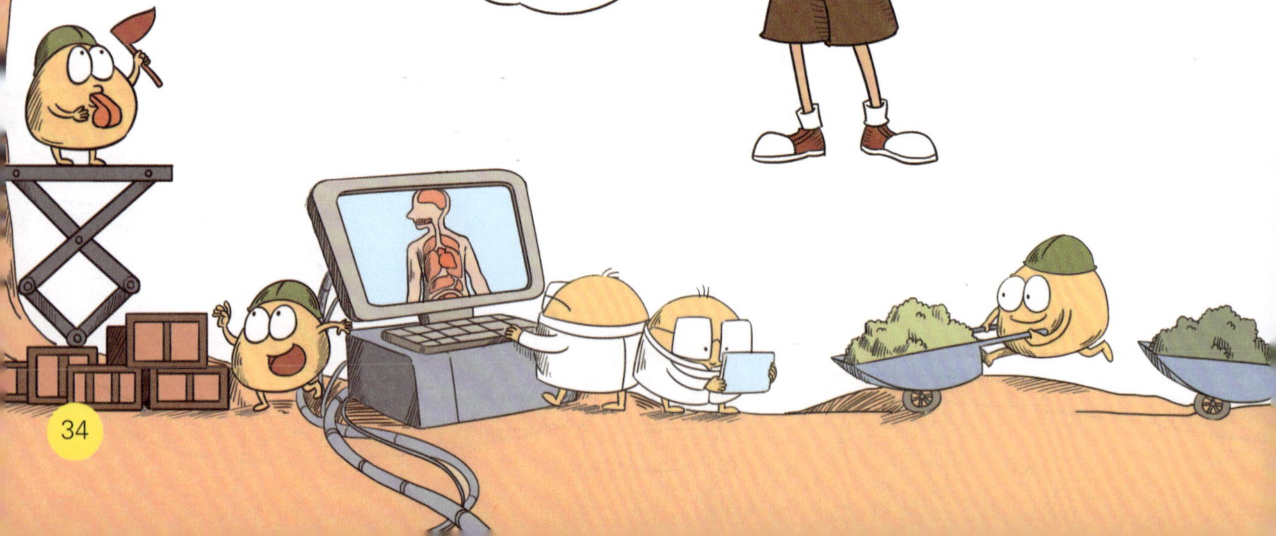

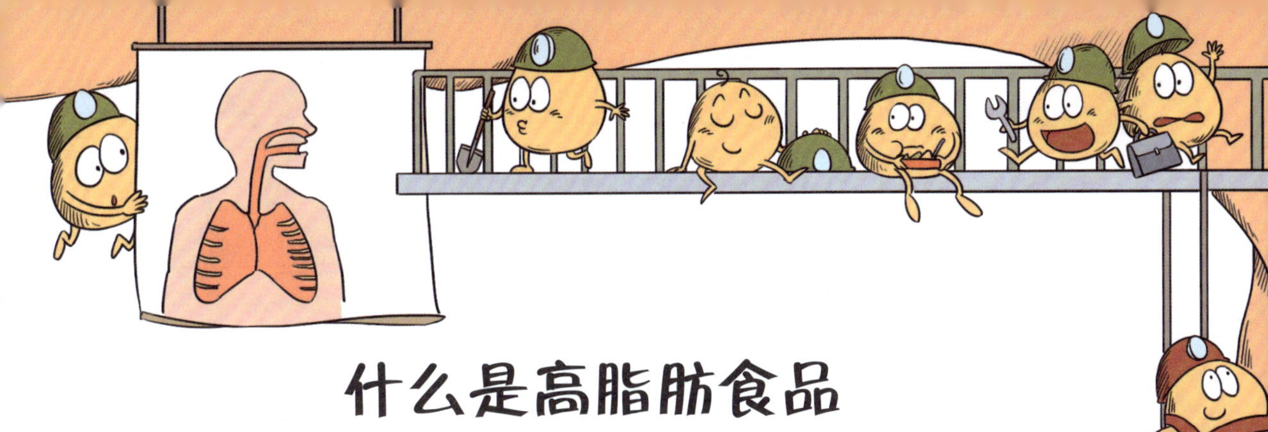

什么是高脂肪食品

高脂肪食品，顾名思义，是一类脂肪含量较高的食物。若是长期食用这类食物，对我们的身体健康会造成一定的影响。那么，常见的高脂肪食品有哪些呢？

（1）油炸类食品：比如，油条、薯条、薯片、炸鸡翅等。

（2）巧克力。

（3）肉类和肉质食品：比如牛肉、猪肉、羊肉、鸡肉、鸭肉等。

（4）比萨、汉堡。

（5）糖果糕点。

（6）冰淇淋、冰咖啡、冰奶昔等。

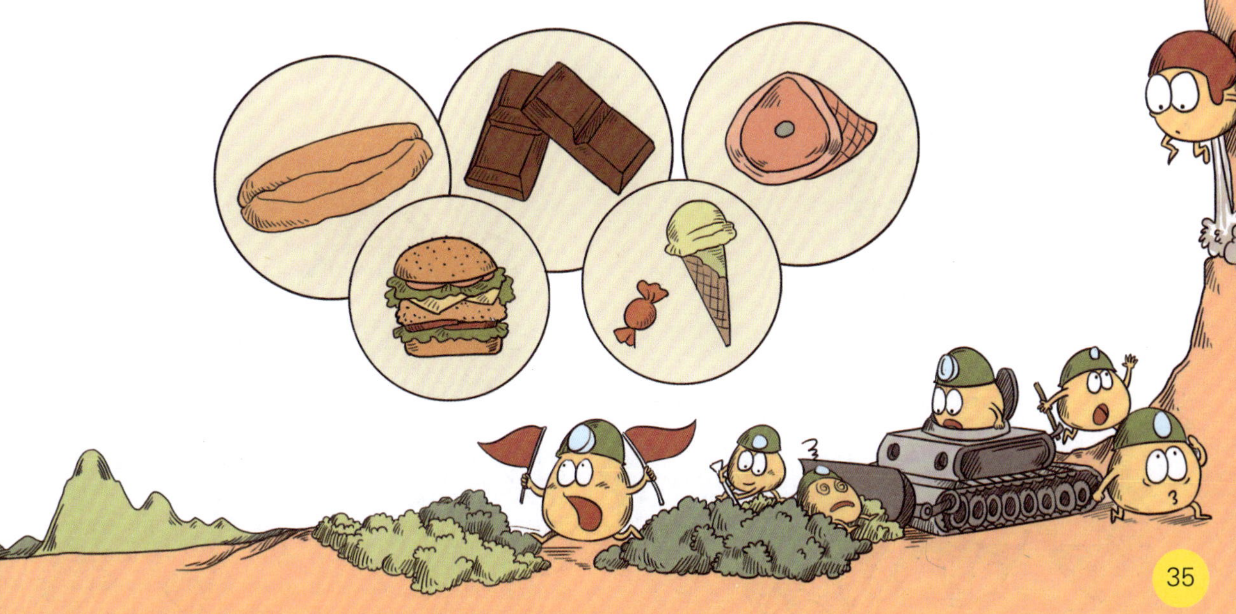

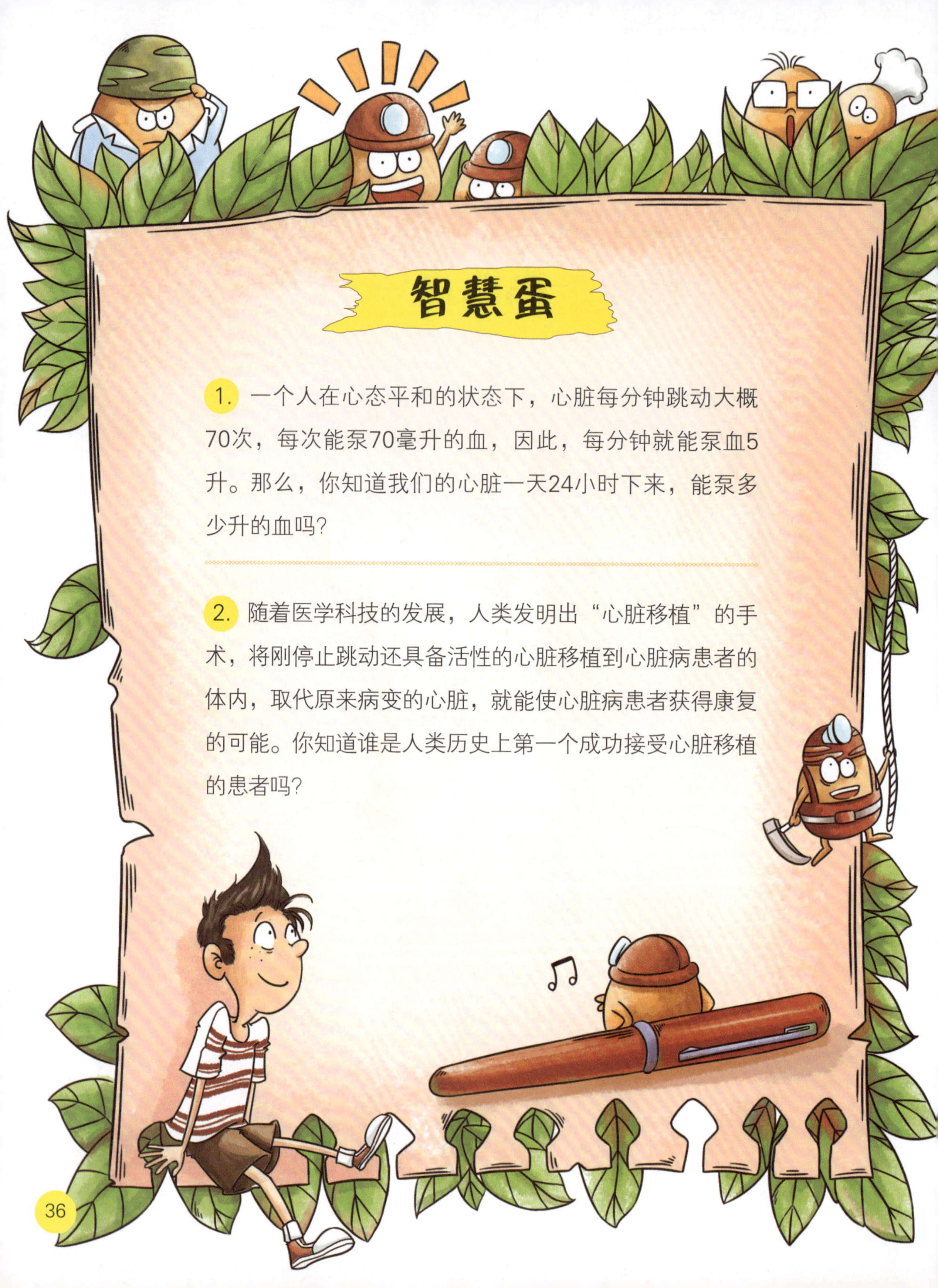

智慧蛋

1. 一个人在心态平和的状态下，心脏每分钟跳动大概70次，每次能泵70毫升的血，因此，每分钟就能泵血5升。那么，你知道我们的心脏一天24小时下来，能泵多少升的血吗?

2. 随着医学科技的发展，人类发明出“心脏移植”的手术，将刚停止跳动还具备活性的心脏移植到心脏病患者的体内，取代原来病变的心脏，就能使心脏病患者获得康复的可能。你知道谁是人类历史上第一个成功接受心脏移植的患者吗?

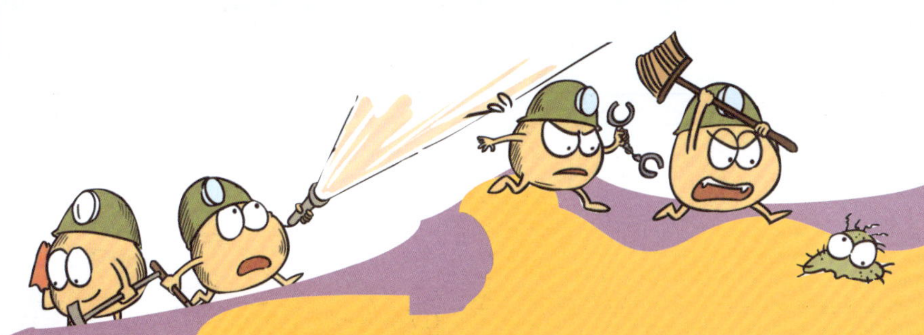

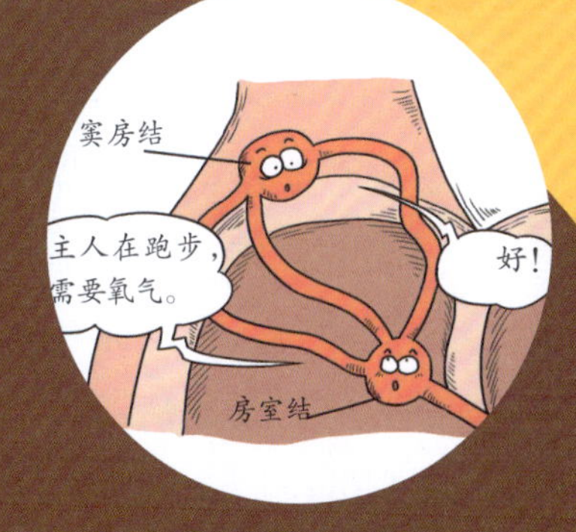

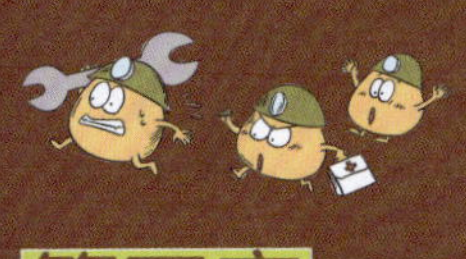

第三章 心传导系：血液运输总部的自动化车间

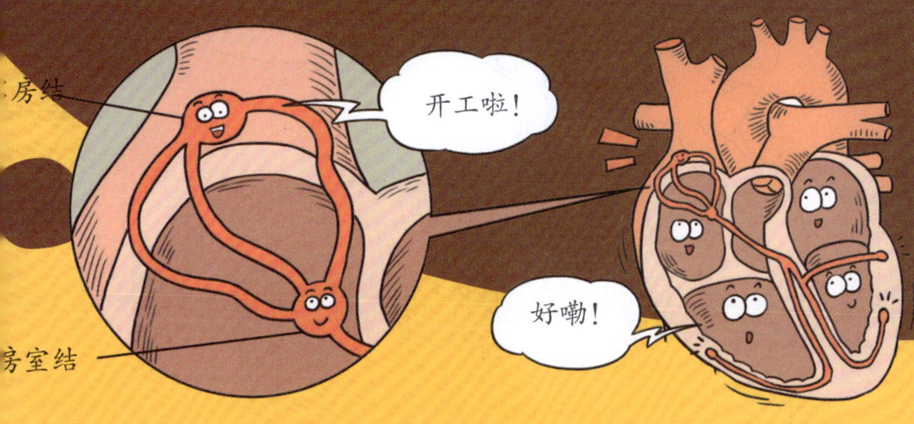

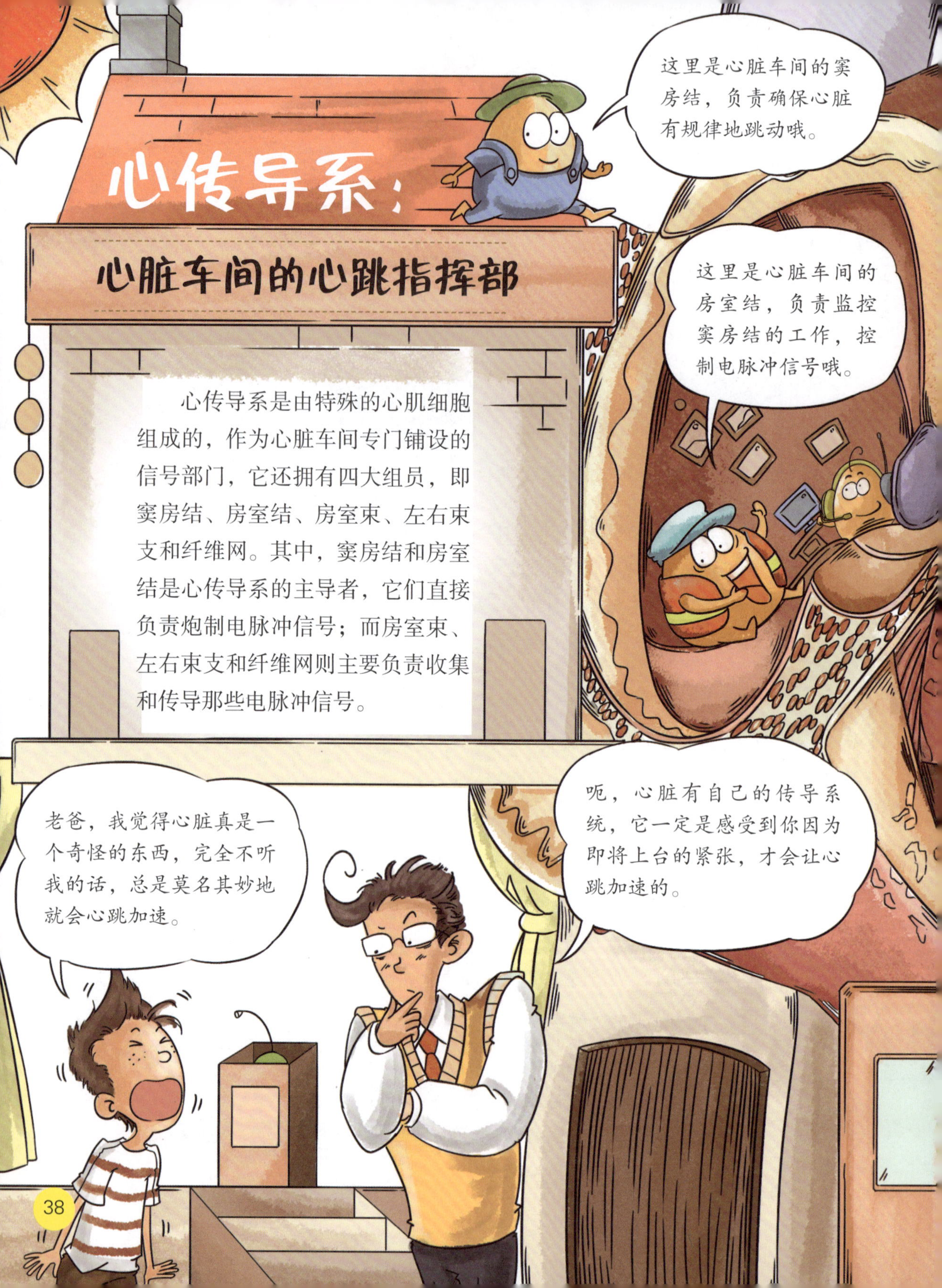
心传导系：
心脏车间的心跳指挥部
这里是心脏车间的窦房结，负责确保心脏有规律地跳动哦。
这里是心脏车间的房室结，负责监控窦房结的工作，控制电脉冲信号哦。
心传导系是由特殊的心肌细胞组成的，作为心脏车间专门铺设的信号部门，它还拥有四大组员，即窦房结、房室结、房室束、左右束支和纤维网。其中，窦房结和房室结是心传导系的主导者，它们直接负责炮制电脉冲信号；而房室束、左右束支和纤维网则主要负责收集和传导那些电脉冲信号。
老爸，我觉得心脏真是一个奇怪的东西，完全不听我的话，总是莫名其妙地就会心跳加速。
呃，心脏有自己的传导系统，它一定是感受到你因为即将上台的紧张，才会让心跳加速的。

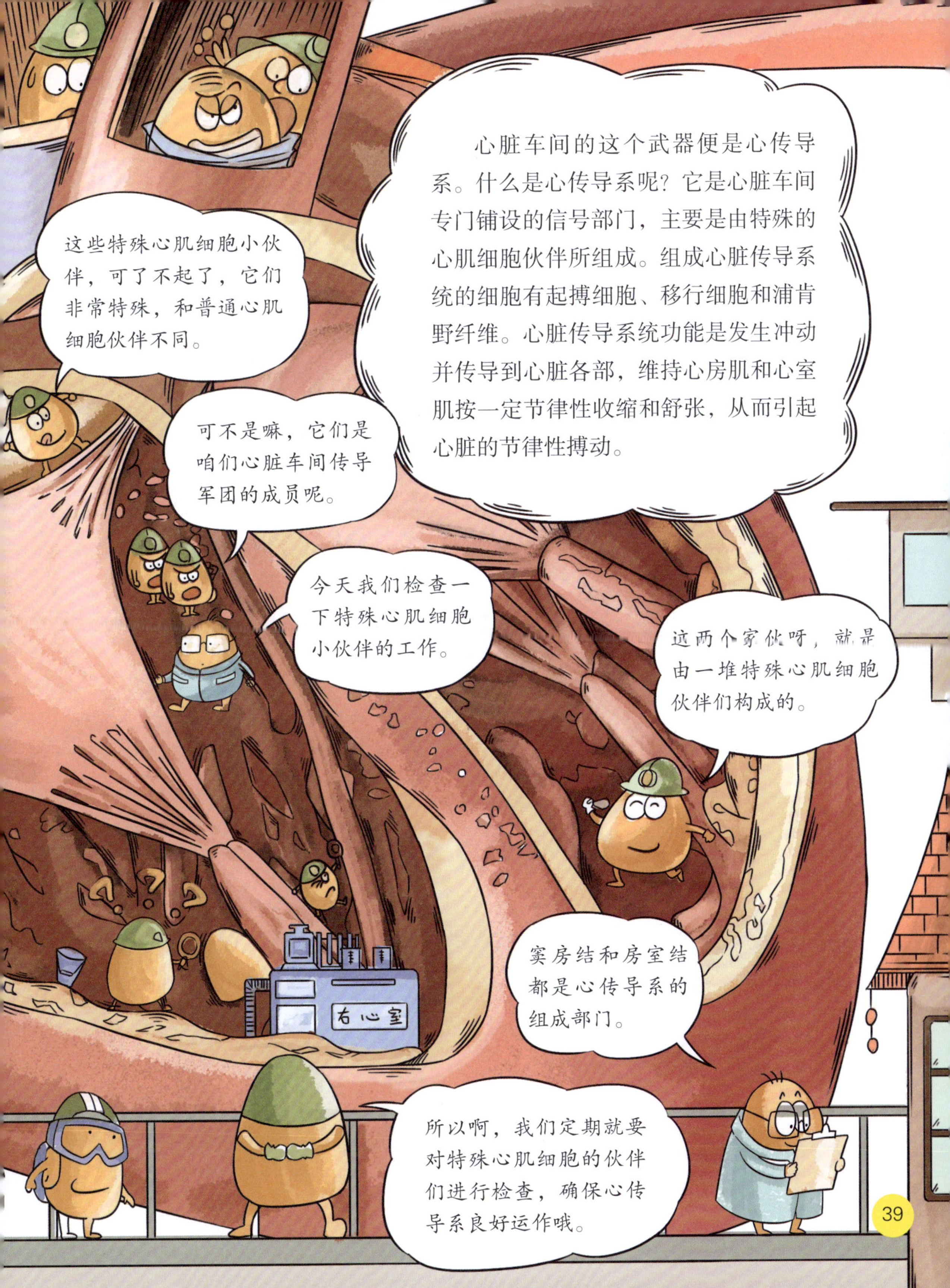
心脏车间的这个武器便是心传导系。什么是心传导系呢？它是心脏车间专门铺设的信号部门，主要是由特殊的心肌细胞伙伴所组成。组成心脏传导系统的细胞有起搏细胞、移行细胞和浦肯野纤维。心脏传导系统功能是发生冲动并传导到心脏各部，维持心房肌和心室肌按一定节律性收缩和舒张，从而引起心脏的节律性搏动。
这些特殊心肌细胞小伙伴，可了不起了，它们非常特殊，和普通心肌细胞伙伴不同。
可不是嘛，它们是咱们心脏车间传导军团的成员呢。
今天我们检查一下特殊心肌细胞小伙伴的工作。
这两个家伙呀，就是由一堆特殊心肌细胞伙伴们构成的。
右心室
窦房结和房室结都是心传导系的组成部门。
所以啊，我们定期就要对特殊心肌细胞的伙伴们进行检查，确保心传导系良好运作哦。

窦房结：

心脏车间的心跳指挥室

老爸，为什么医生有时只用耳机在那些看病的人胸口随便挪几下，就能判断他到底有没有生病呢？

小宝贝，那才不是什么耳机，那是听诊器，戴上它能听到心脏跳动的情况。

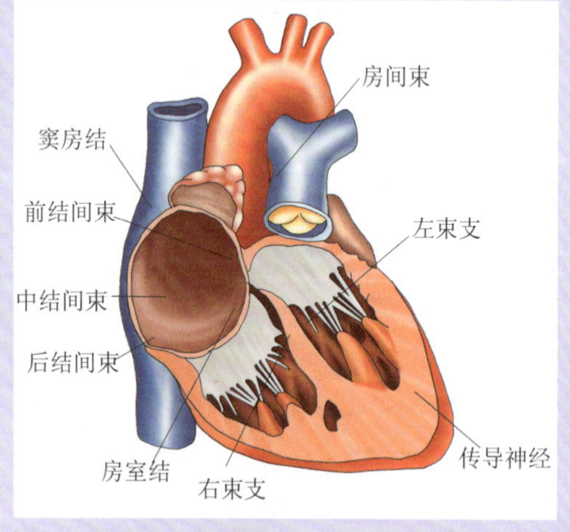

窦房结工作室是掌控整个心脏车间心跳的总司令，而且，这里是我们每次心跳的起点，只有它一声令下，向心房壁发放电脉冲信号，左心房的心房壁肌肉才会开始收缩，一次完美的心跳搏动才正式开始呢。

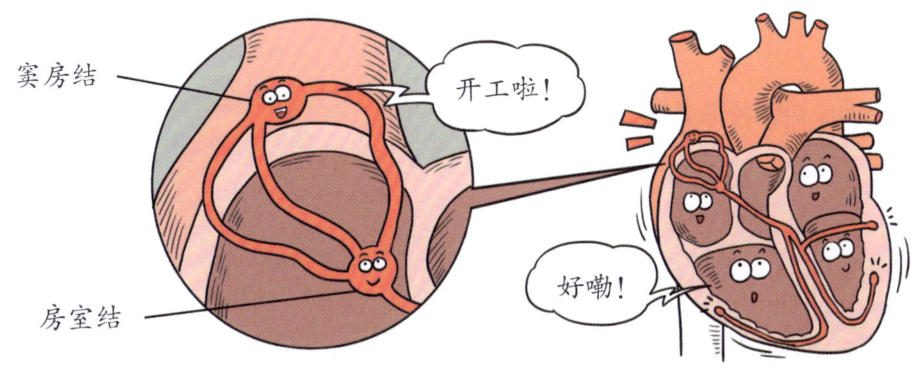

窦房结虽然一直以心传导系中的老大自居，但它并不是单纯的信号传导中介人，反而是炮制那些信号的“初始人”呢。瞧，窦房结发出电脉冲信号了，那强烈的信号刺激了心肌，并致使心房壁开始不停地收缩，紧接着，那与心房壁相邻的心室便马不停蹄地进行着舒张、收缩的工序。

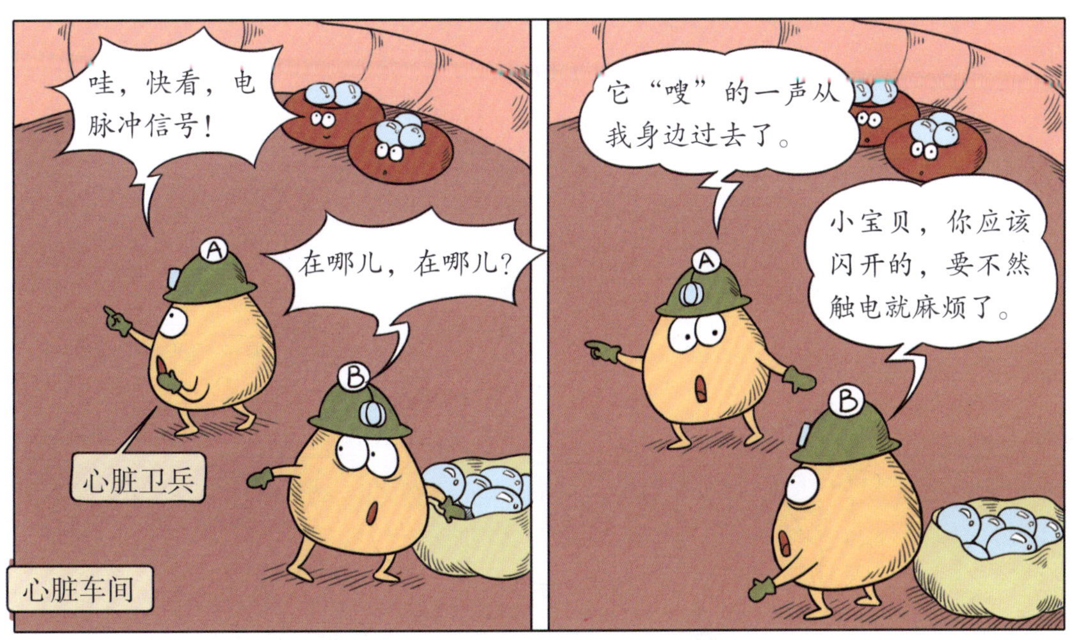

很明显，窦房结每发出一次电脉冲，我们便完成了一次完整的心跳周期。窦房结的电脉冲发射频率是 60~100 次每分钟，因此，我们的正常心跳便为 60~100 次每分钟。

房室结：

心脏车间的心跳监督员

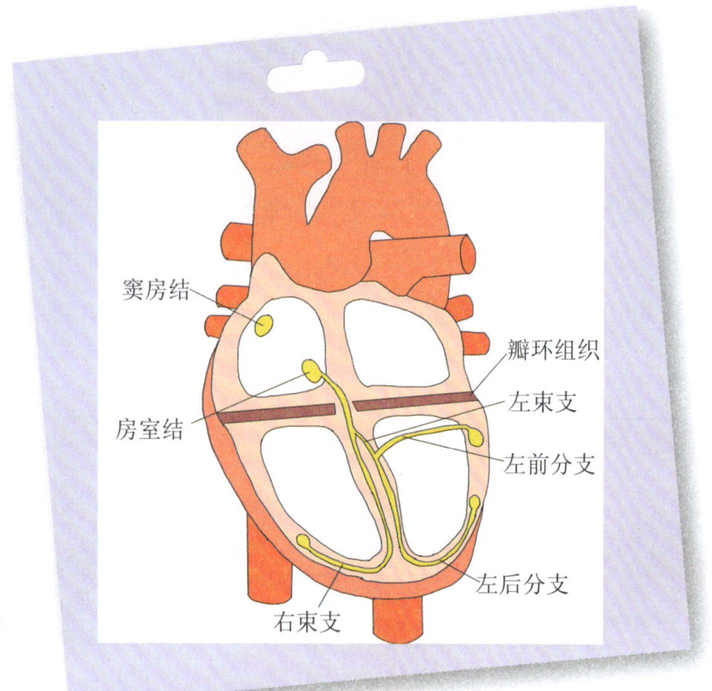

对于掌控整个心脏车间心跳的窦房结而言，房室结既像是监督员，又像是军师，它不但约束着窦房结的工作情况，而且也会给窦房结建议，以便让它能够及时调整电脉冲的发射频率，从而让心跳频率更加符合我们的实际需要。

爸爸，为什么每次跑完步，我的心脏就会跳得那么厉害呢？
宝贝，运动锻炼时心跳加速是正常的，因为那都是房室结调节的结果。

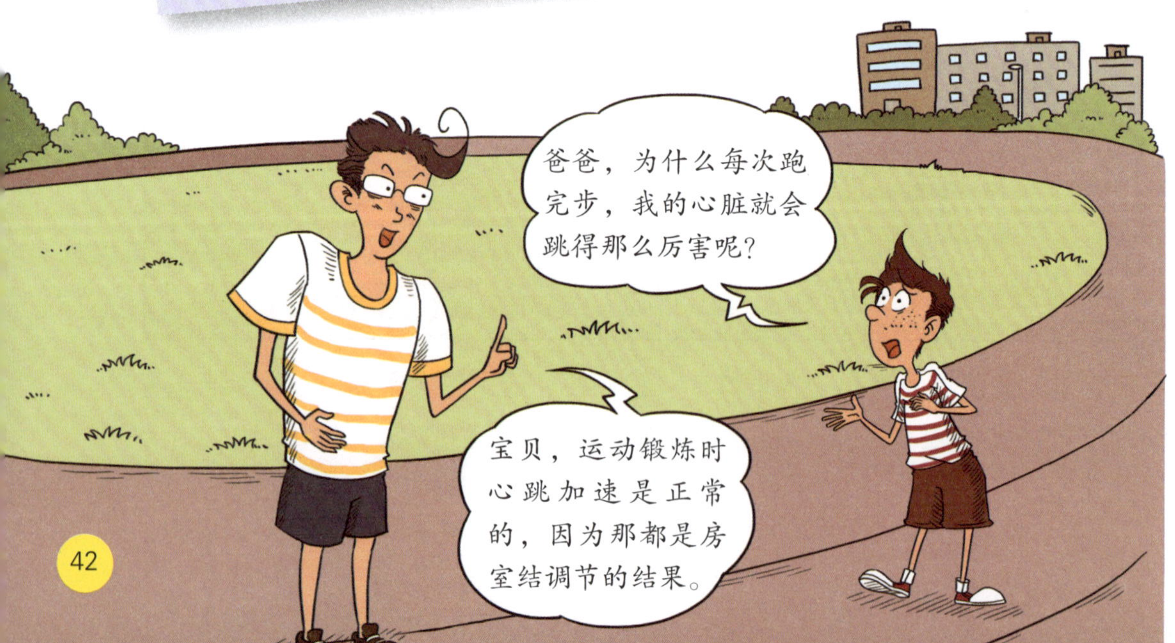

平时，在那些“波澜不惊”的日子里，窦房结总是兢兢业业地埋头苦干，根本不需要房室结在旁边“指手画脚”。但是，一旦遇到突发情况，房室结就开始对窦房结的电脉冲信号进行控制。比如，主人遇到惊吓，或是与人争吵至面红耳赤，又或是在运动时，房室结便能感知到主人对氧气的需求应有所加大，因此，它就会让窦房结加快发射电脉冲，从而让主人心跳加速，并确保氧气和养分的补充能跟上主人身体细胞工作的消耗速度。

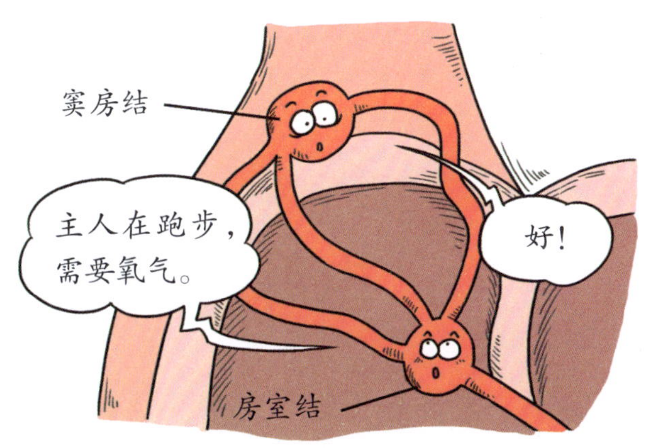

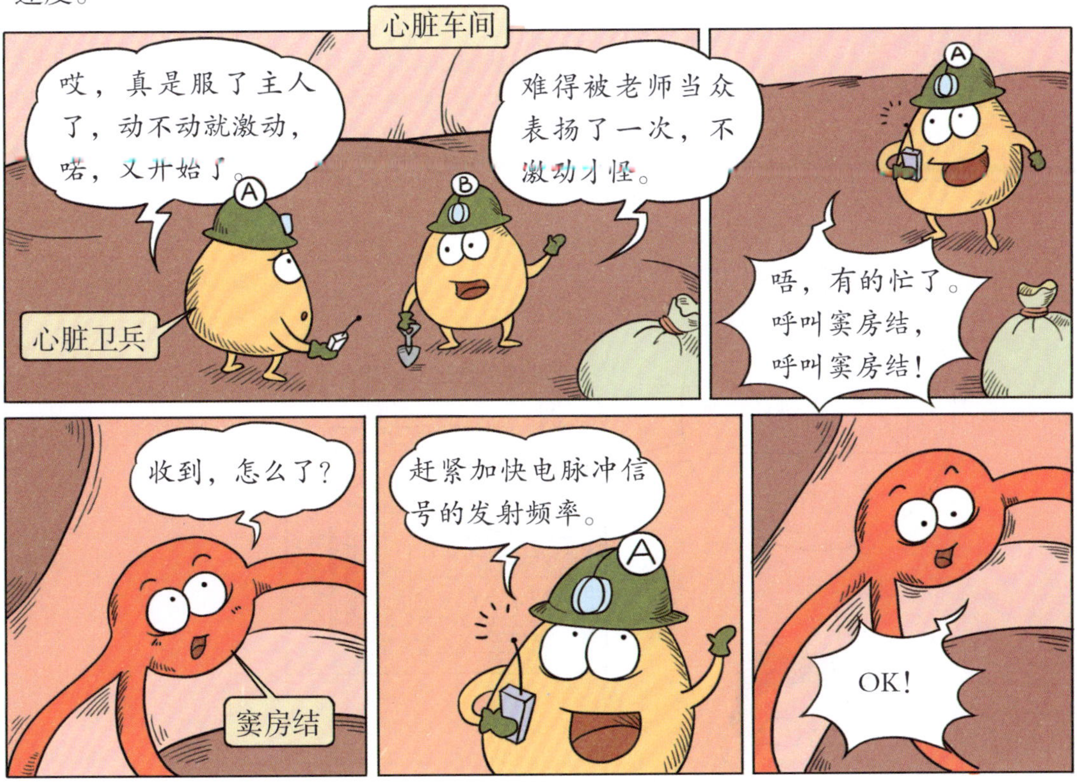

心脏车间

哎，真是服了主人了，动不动就激动，喏，又开始了。

难得被老师当众表扬了一次，不激动才怪。

心脏卫兵

唔，有的忙了。呼叫窦房结，呼叫窦房结！

收到，怎么了？

窦房结

赶紧加快电脉冲信号的发射频率。

OK！

显然，在风平浪静的日子里，房室结与窦房结就像是一对淡如水的朋友；一旦有点风吹草动，它们之间又变成同事关系，甚至一方要听从另一方的指挥。

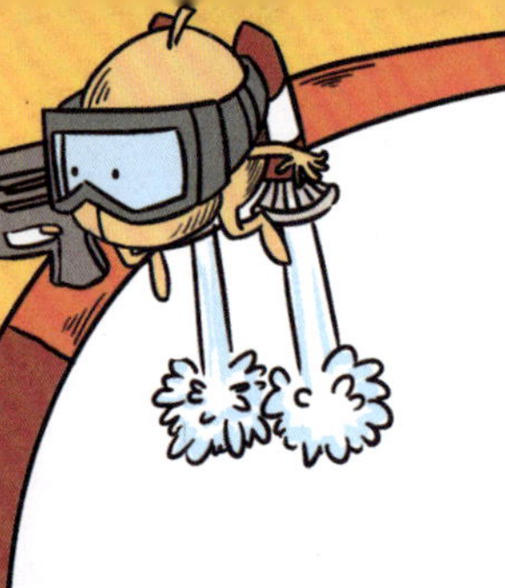

电脉冲到底是什么

电脉冲不过是电流产生的一个脉冲，而脉冲就是指在很短的时间内便会变换一次电压的过程。比如，我们通常所用的交流电便能看成是一种脉冲电流，而其中的一个周期过程便被认为是一个电脉冲。

目前，电脉冲技术应用得越来越广泛，在医学界、生物界、核能领域、材料检测方面、军事领域等都能找到电脉冲的身影。

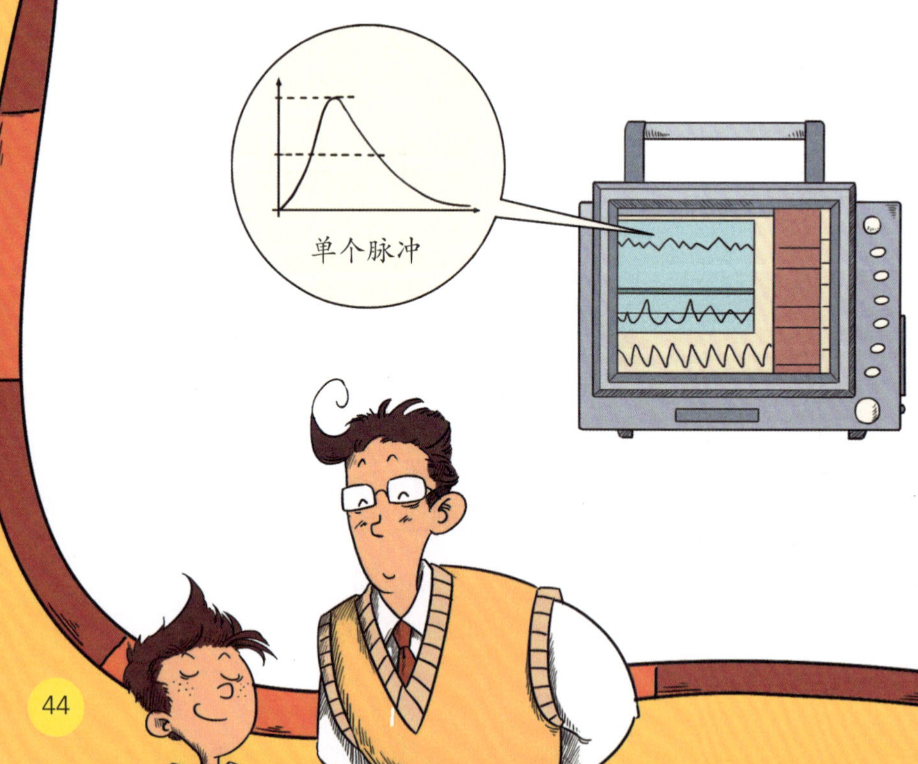

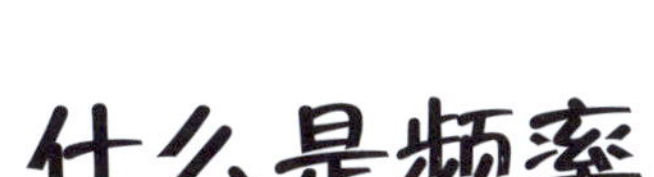

什么是频率

频率是一种描述周期运动频繁程度的量，因此，它所表示的便是在单位时间内，某种物体所完成的周期性变化的次数，常用符号 f 或 v 表示。为了纪念伟大的物理学家赫兹所做出的贡献，人们又把频率的单位命名为赫兹，简称赫。

其实，每个物体都具有由它本身性质决定的与振幅无关的频率，即固有频率。而且，频率概念在生活中曾被广泛使用，比如，在声学、电磁学、光学、力学中都有所应用。

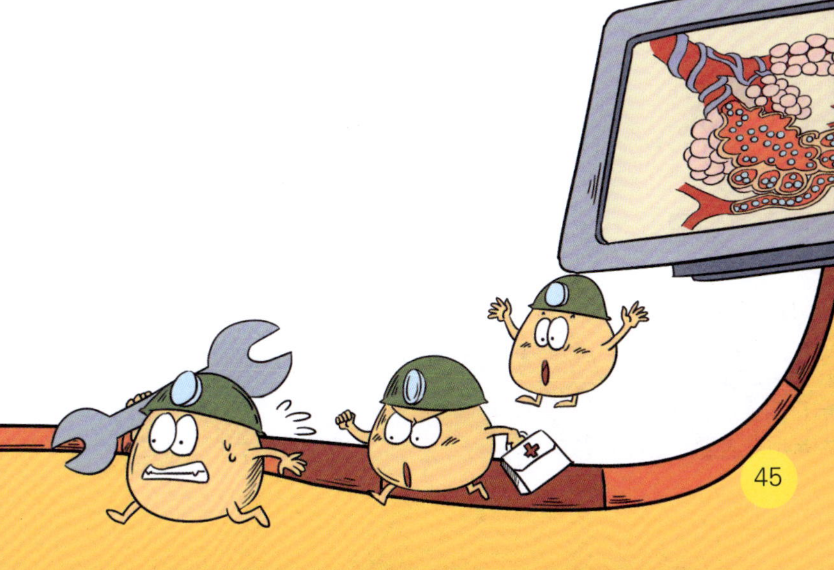

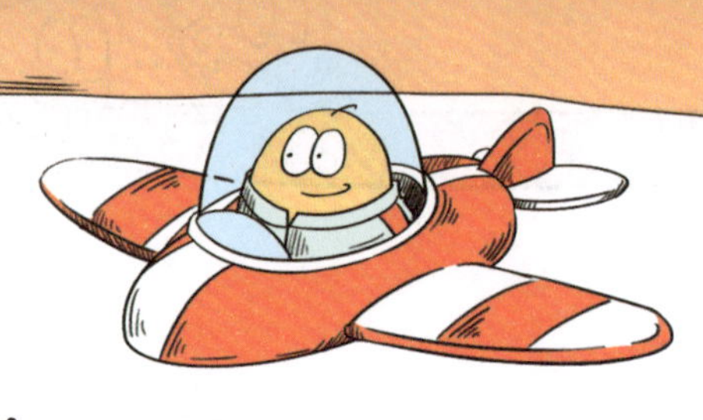

容易激动的真面目

当肾上腺皮质分泌的皮质醇过量时，便会引发一系列的症状，比如，容易激动、忧郁等，而且，这类症候群还有一个有趣的名字——库欣综合征。那么，当人们表现出哪方面的过激行为时，便表示他们与容易激动“撞车”了呢？

（1）情感爆发：比如，喜怒无常、大喊大叫、号啕大哭、伤人毁物，或是狂笑不已、手舞足蹈等。

（2）暴怒。

（3）有冲动行为：比如，暴力行为；故意伤害他人，甚至自己。

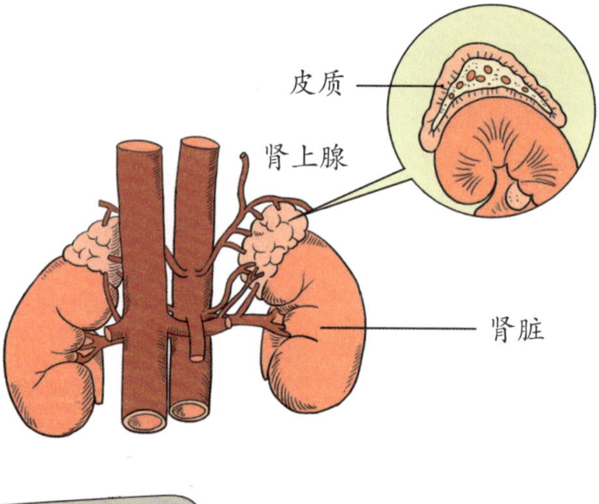

皮质

肾上腺

肾脏

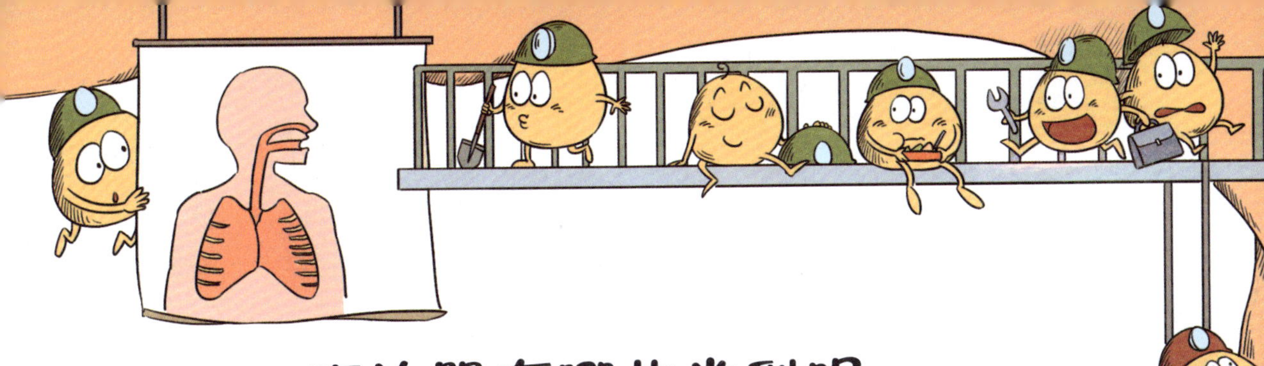

听诊器有哪些类型呢

听诊器对于我们来说并不陌生，在医院里，我们经常能在医师周边看到它。没错，听诊器是医师的一种标志，但它并不仅仅只是我们日常看见的那种“样子”，要知道听诊器可是有很多类型的。

（1）声学听诊器：它便是我们所熟知的医用诊断工具。

（2）电子听诊器：利用电子技术能将身体内部的声音放大。

（3）胎儿听诊器：利用它能听到孕妇肚子中胎儿的声音。

（4）多普勒听诊器：它是一种电子装置，专门测量身体器官内的超声波反射波的多普勒效应。

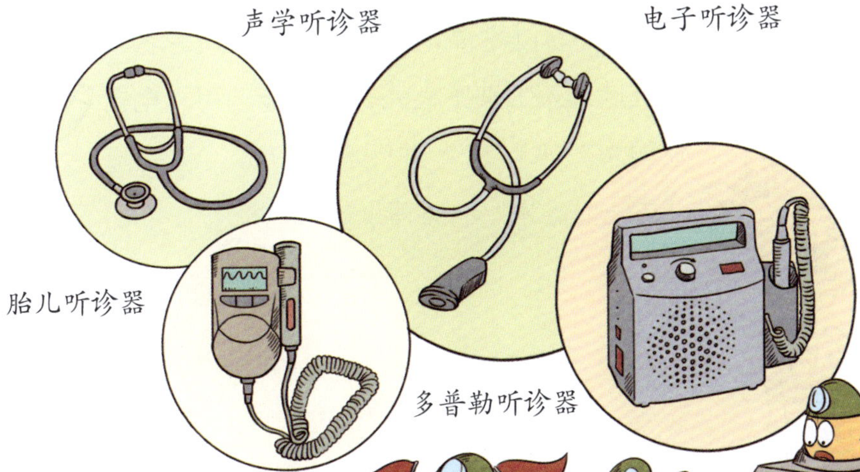

声学听诊器

电子听诊器

胎儿听诊器

多普勒听诊器

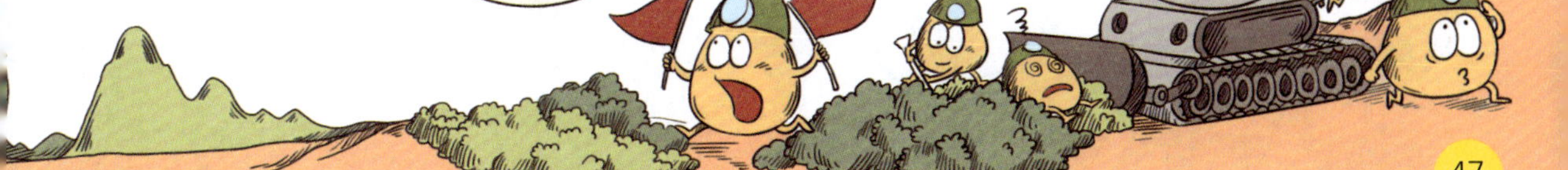

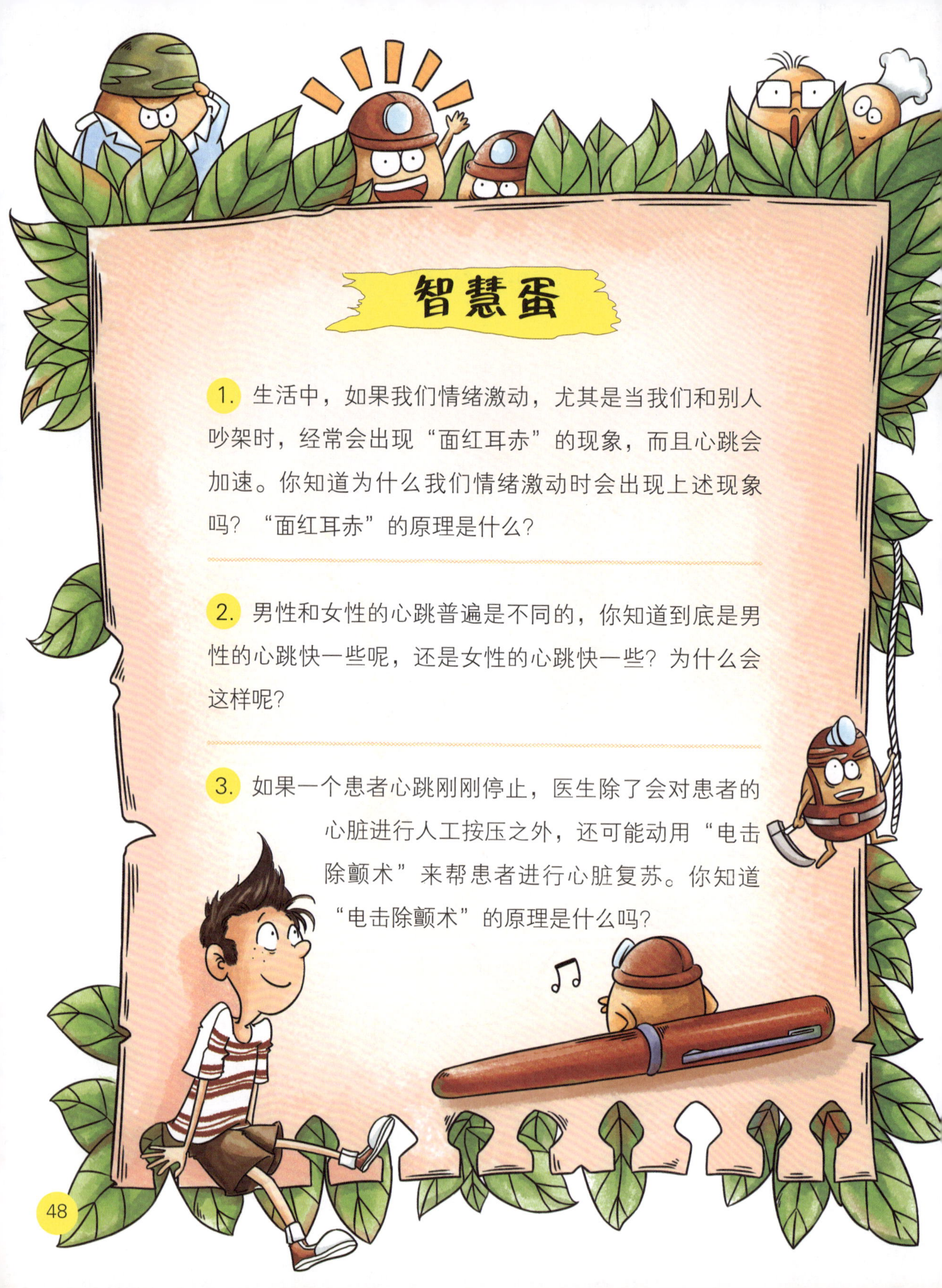

智慧蛋

1. 生活中，如果我们情绪激动，尤其是当我们和别人吵架时，经常会出现“面红耳赤”的现象，而且心跳会加速。你知道为什么我们情绪激动时会出现上述现象吗？“面红耳赤”的原理是什么？

2. 男性和女性的心跳普遍是不同的，你知道到底是男性的心跳快一些呢，还是女性的心跳快一些？为什么会这样呢？

3. 如果一个患者心跳刚刚停止，医生除了会对患者的心脏进行人工按压之外，还可能动用“电击除颤术”来帮患者进行心脏复苏。你知道“电击除颤术”的原理是什么吗？

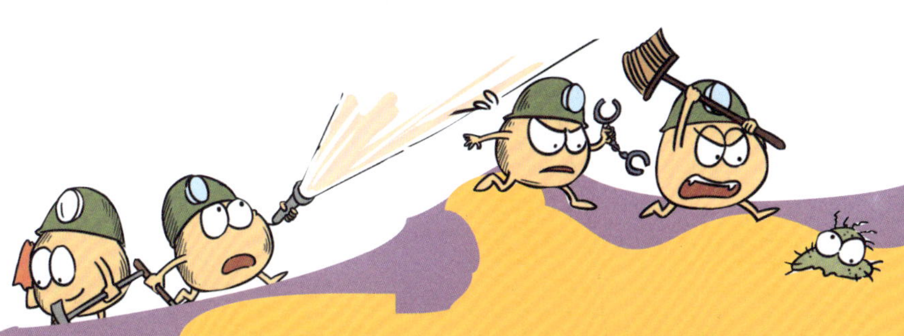

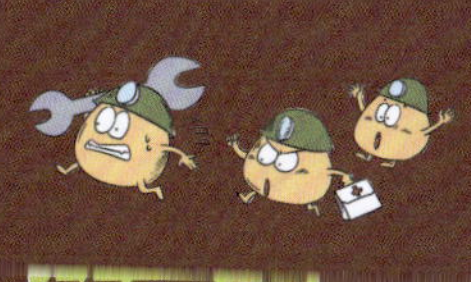

第四章 血液：血液运输员总部的基层运输员

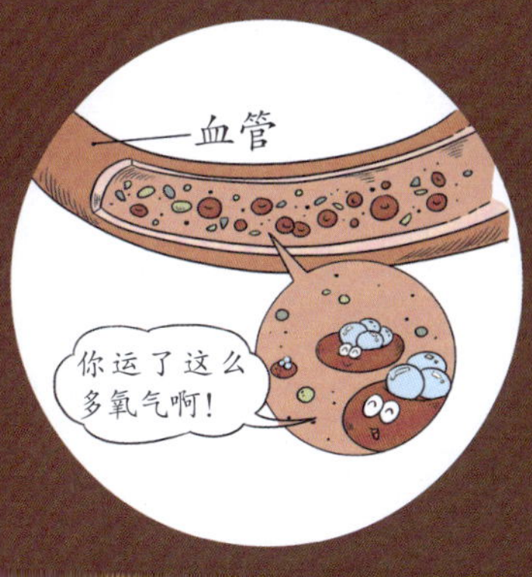

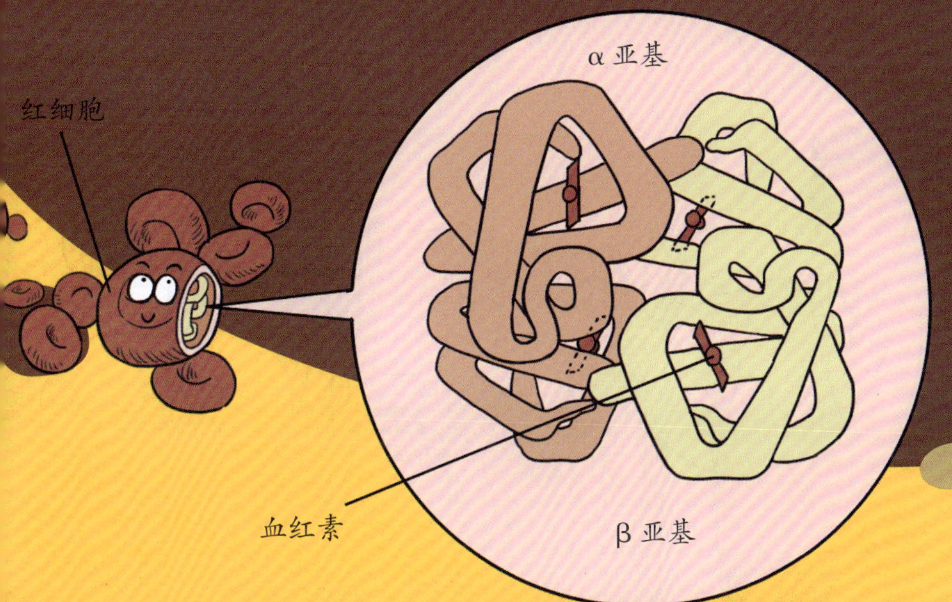

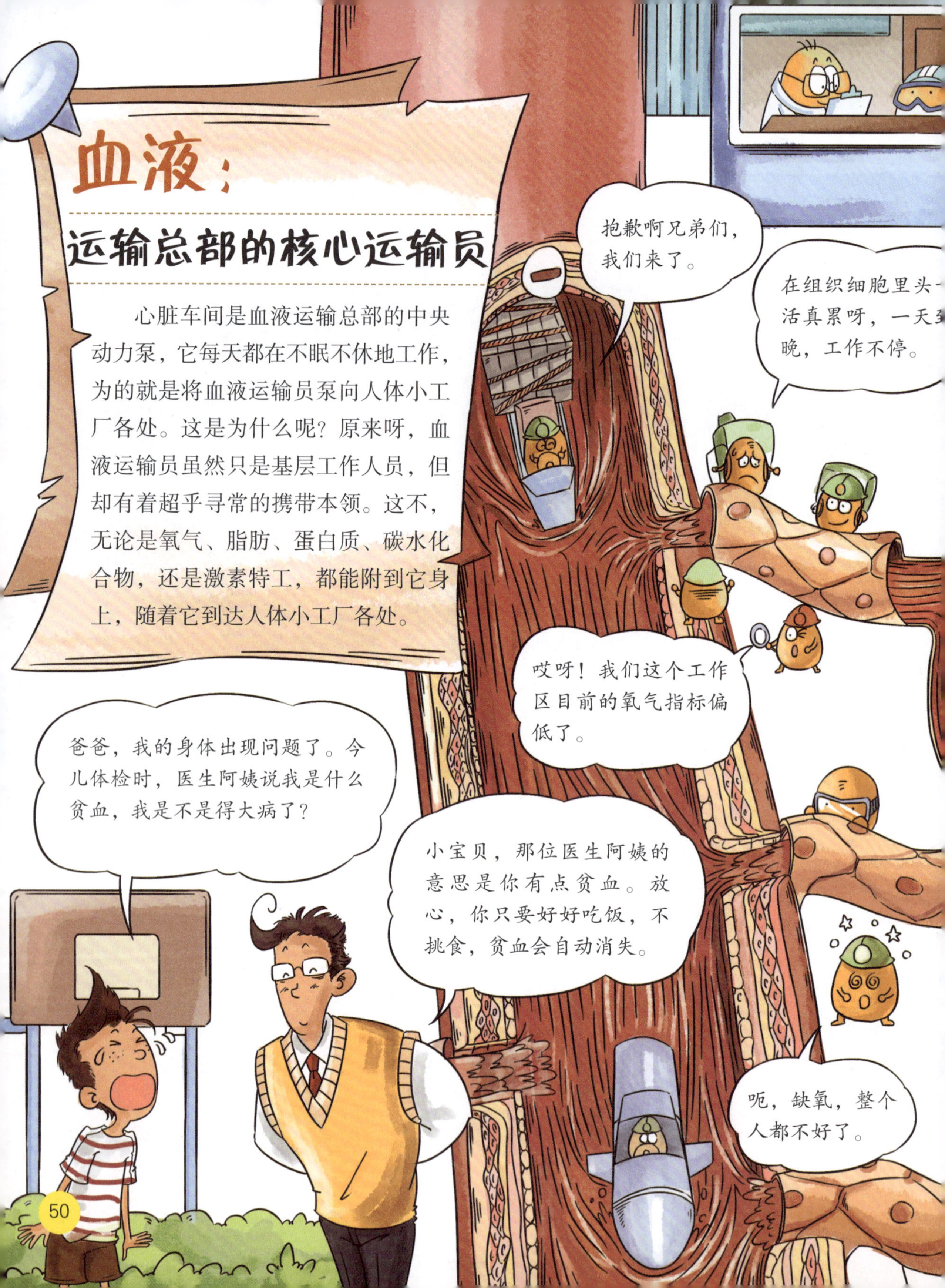

血液：
运输总部的核心运输员
心脏车间是血液运输总部的中央动力泵，它每天都在不眠不休地工作，为的就是将血液运输员泵向人体小工厂各处。这是为什么呢？原来呀，血液运输员虽然只是基层工作人员，但却有着超乎寻常的携带本领。这不，无论是氧气、脂肪、蛋白质、碳水化合物，还是激素特工，都能附到它身上，随着它到达人体小工厂各处。
抱歉啊兄弟们，我们来了。
在组织细胞里头
活真累呀，一天
晚，工作不停。
哎呀！我们这个工作区目前的氧气指标偏低了。
爸爸，我的身体出现问题了。今儿体检时，医生阿姨说我是什么贫血，我是不是得大病了？
小宝贝，那位医生阿姨的意思是你有点贫血。放心，你只要好好吃饭，不挑食，贫血会自动消失。
呃，缺氧，整个人都不好了。

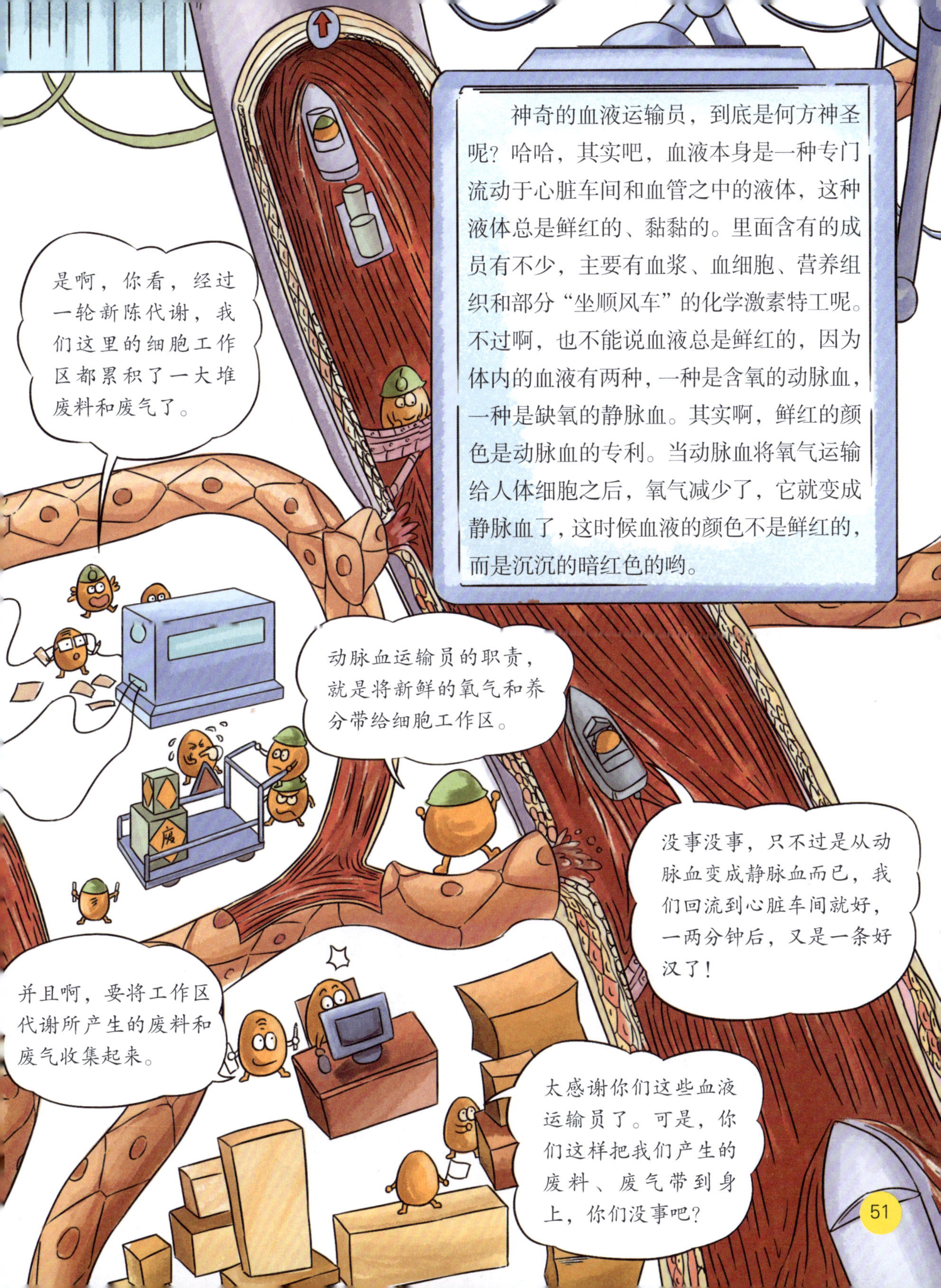
神奇的血液运输员，到底是何方神圣呢？哈哈，其实吧，血液本身是一种专门流动于心脏车间和血管之中的液体，这种液体总是鲜红的、黏黏的。里面含有的成员有不少，主要有血浆、血细胞、营养组织和部分“坐顺风车”的化学激素特工呢。不过啊，也不能说血液总是鲜红的，因为体内的血液有两种，一种是含氧的动脉血，一种是缺氧的静脉血。其实啊，鲜红的颜色是动脉血的专利。当动脉血将氧气运输给人体细胞之后，氧气减少了，它就变成静脉血了，这时候血液的颜色不是鲜红的，而是沉沉的暗红色的哟。
是啊，你看，经过一轮新陈代谢，我们这里的细胞工作区都累积了一大堆废料和废气了。
动脉血运输员的职责，就是将新鲜的氧气和养分带给细胞工作区。
并且啊，要将工作区代谢所产生的废料和废气收集起来。
废
没事没事，只不过是从动脉血变成静脉血而已，我们回流到心脏车间就好，一两分钟后，又是一条好汉了！
太感谢你们这些血液运输员了。可是，你们这样把我们产生的废料、废气带到身上，你们没事吧？

血浆：

血液运输员的运载工具

血浆是血液的主要成分之一，它是一种淡黄色的半透明液体，内含大量的水分、无机盐，它的最大职责是负责运输血液中的血细胞。而且，像蛋白质那样的营养物质，或者二氧化碳等代谢“废品”都能轻易搭乘“血浆便车”呢。

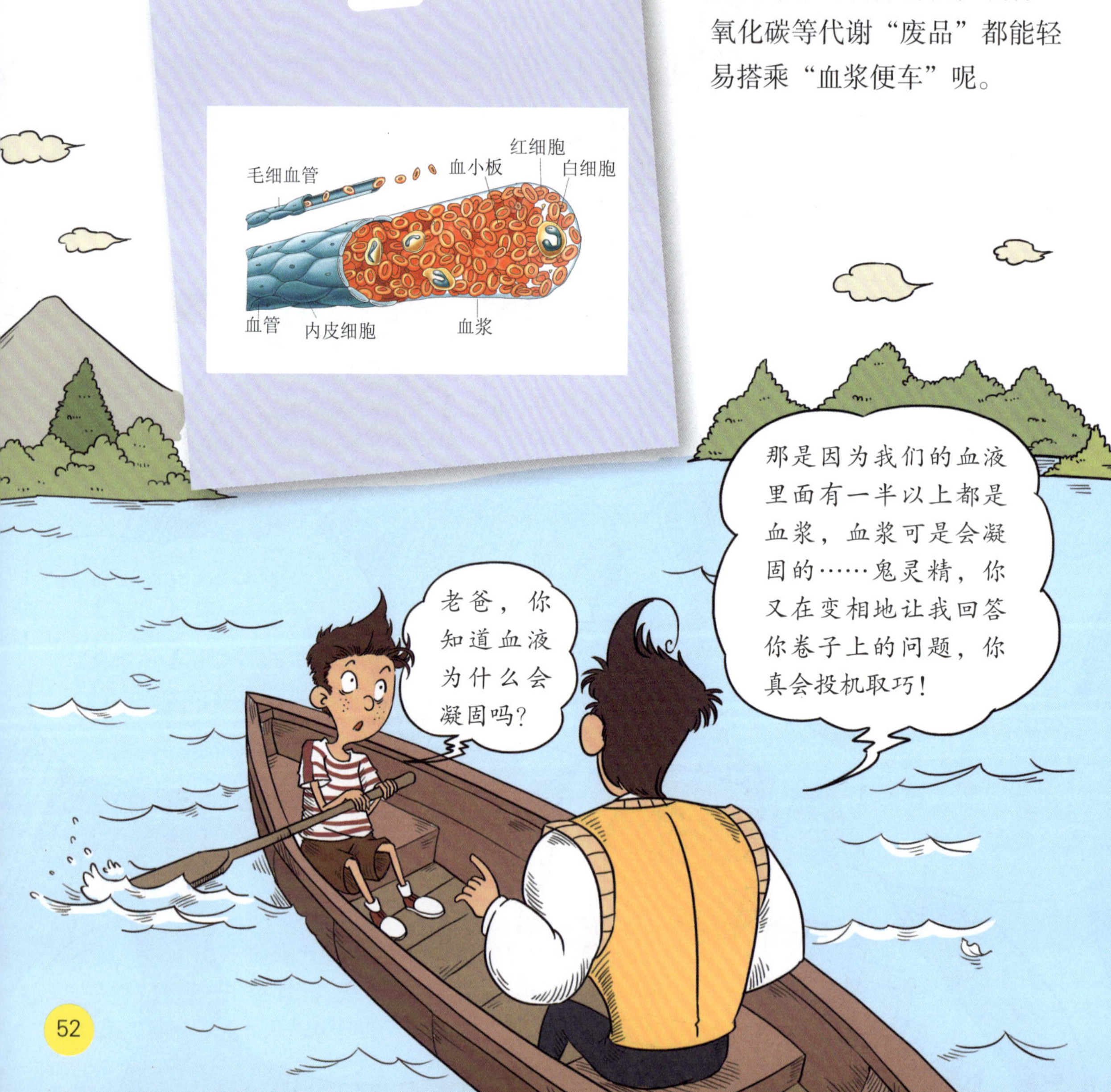

如果我们将血管比作一条运河，那么血浆便是河水，它正沿着血管的走向快速地流动。瞧，河水上还漂浮着数不胜数的血细胞呢，它们就像一条条小船，它们这是要去做什么？原来呀，这些血细胞专门负责运载氧气，而血浆的任务便是将它们运送到小工厂的各个部门。据说，在运输的过程中，若是遇见组织细胞在排放代谢废物，或是撞见激素特工与消化酶等，血浆还会顺便将它们“带走”呢。

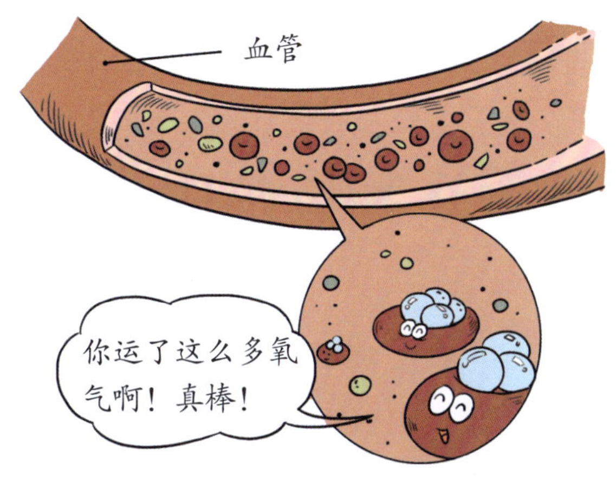

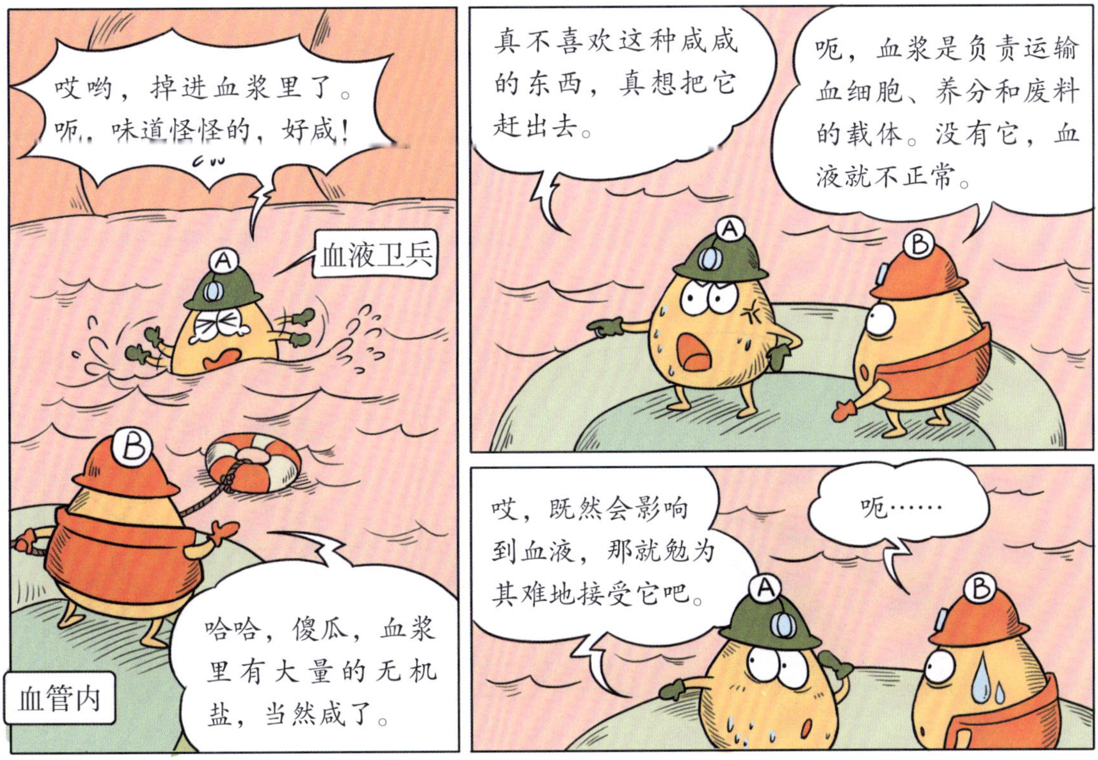

血管内

哎哟，掉进血浆里了。呃，味道怪怪的，好咸！

血液卫兵

哈哈，傻瓜，血浆里有大量的无机盐，当然咸了。

真不喜欢这种咸咸的东西，真想把它赶出去。

呃，血浆是负责运输血细胞、养分和废料的载体。没有它，血液就不正常。

哎，既然会影响到血液，那就勉为其难地接受它吧。

呃……

很明显，无论是血细胞，还是人体所需的营养物质，或是人体小工厂排放的废料，都依仗血浆运河河水的推进力，将它们运送到目的地。

血细胞：

血液运输员的明星成员

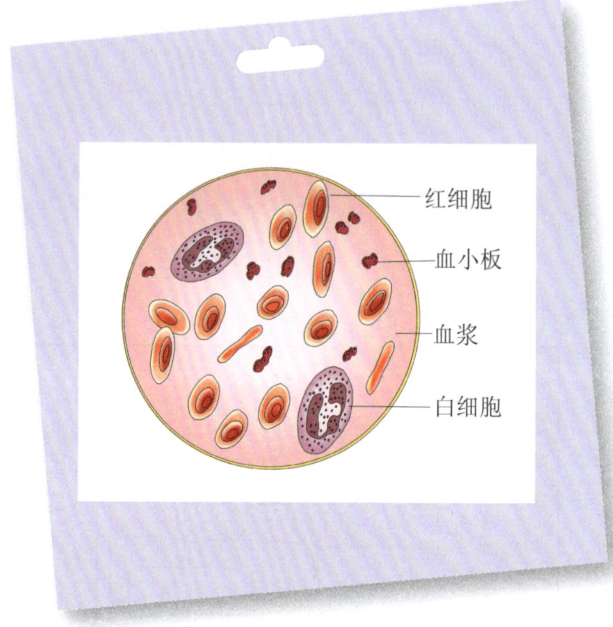

血细胞是血液的另一个重要组成部分，它们本身具有非常强的流动性，没有固定的形态，能随着血浆的流动流遍整个人体小工厂。而且，它们的纪律性也很强，若从心脏车间出发的那一刻算起，它们走遍小工厂各个角落再回流到心脏车间，所需要的总时间还不到 1 分钟呢。

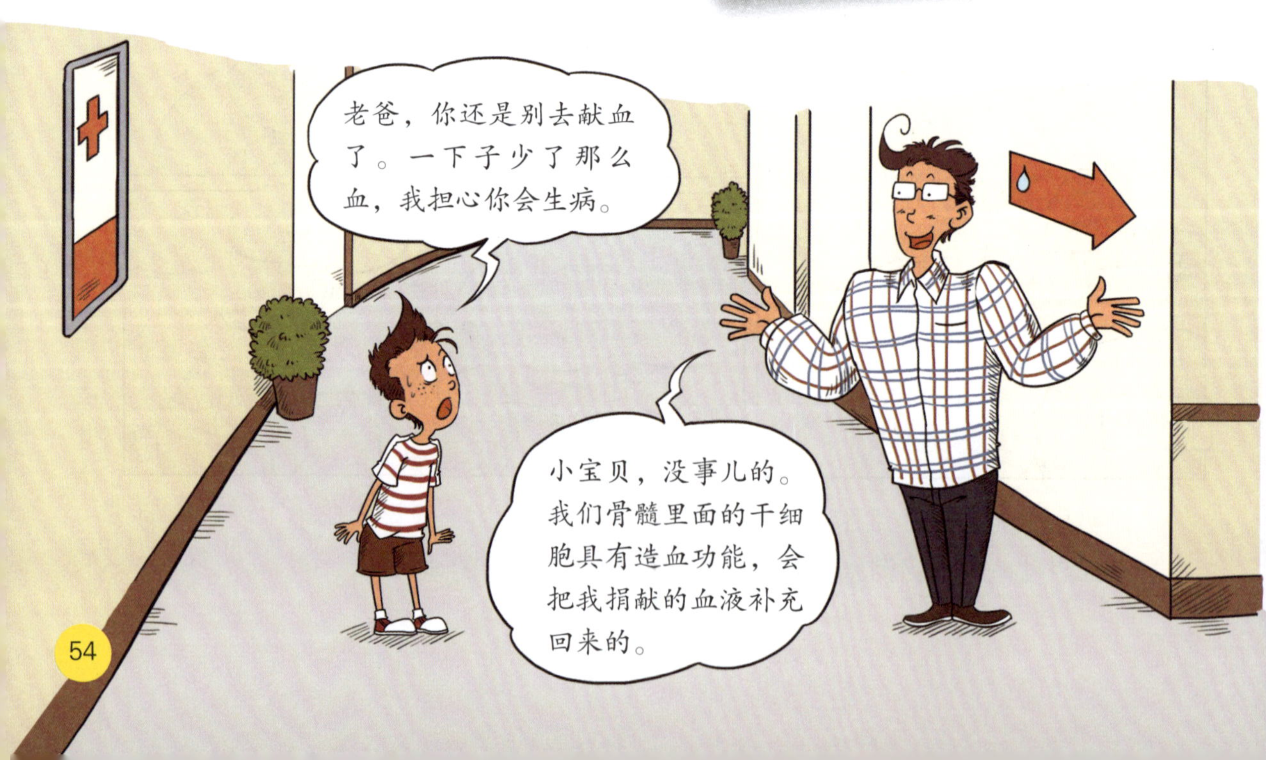

老爸，你还是别去献血了。一下子少了那么血，我担心你会生病。

小宝贝，没事儿的。我们骨髓里面的干细胞具有造血功能，会把我捐献的血液补充回来的。

你们每天要运送这么多氧气，真棒啊！
白细胞
血小板
你们消灭细菌才厉害呢！
多亏你们帮助主人止住了血，真是太厉害啦！
过奖啦！

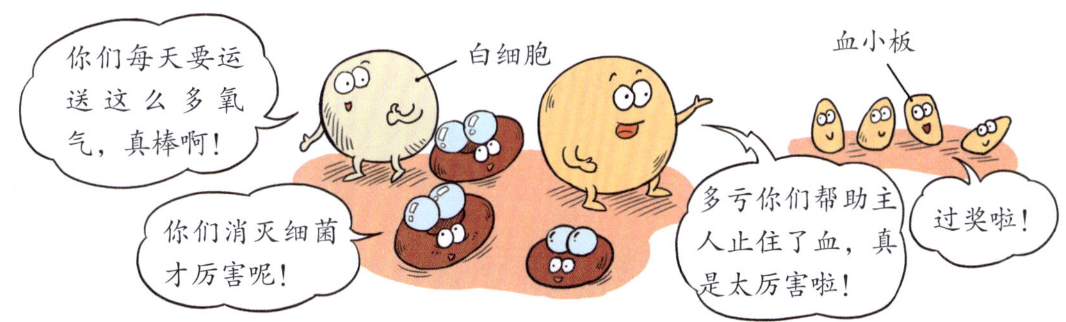

作为血液的重要成员，为了让自己变得强悍，血细胞特别为自己组配了三个彪兵悍将，它们就是红细胞、白细胞、血小板，要知道这三位悍将可都是人体小工厂里的头号明星呢。瞧，红细胞是人体运载氧气的主要媒介；白细胞可是响当当的杀灭病菌免疫高手；而血小板就是帮助主人止血的最大功臣。

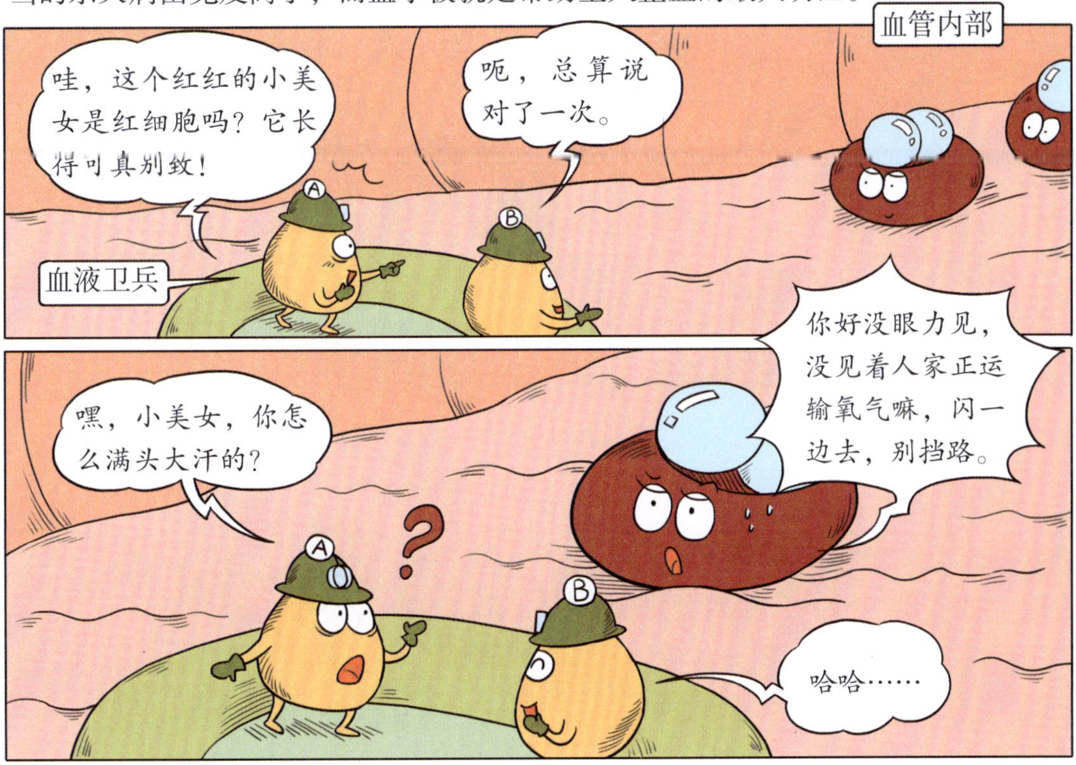

血管内部
哇，这个红红的小美女是红细胞吗？它长得可真别致！
呃，总算说对了一次。
血液卫兵
嘿，小美女，你怎么满头大汗的？
你好没眼力见，没见着人家正运输氧气嘛，闪一边去，别挡路。
哈哈……

在血液运输总部，正是有了三位“明星悍将”做手下，血细胞才一跃成为血液运输员中的明星成员。

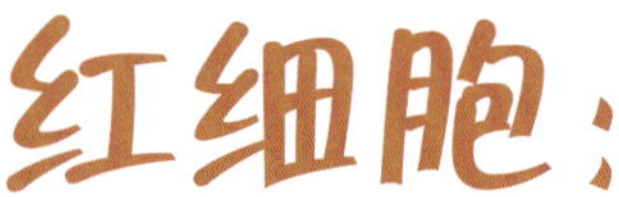

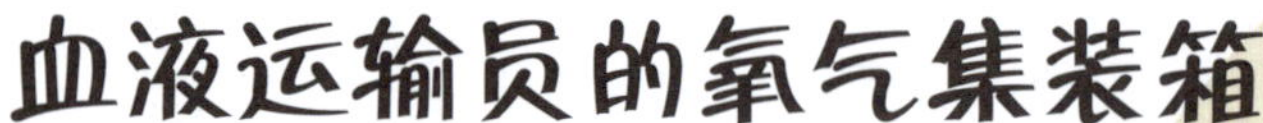

老爸，血不都是鲜红的吗？为什么这道选择题却非要说血有两种颜色？

小宝贝，那是因为动脉血是鲜红色的，静脉血却是暗红的，而且非常暗。

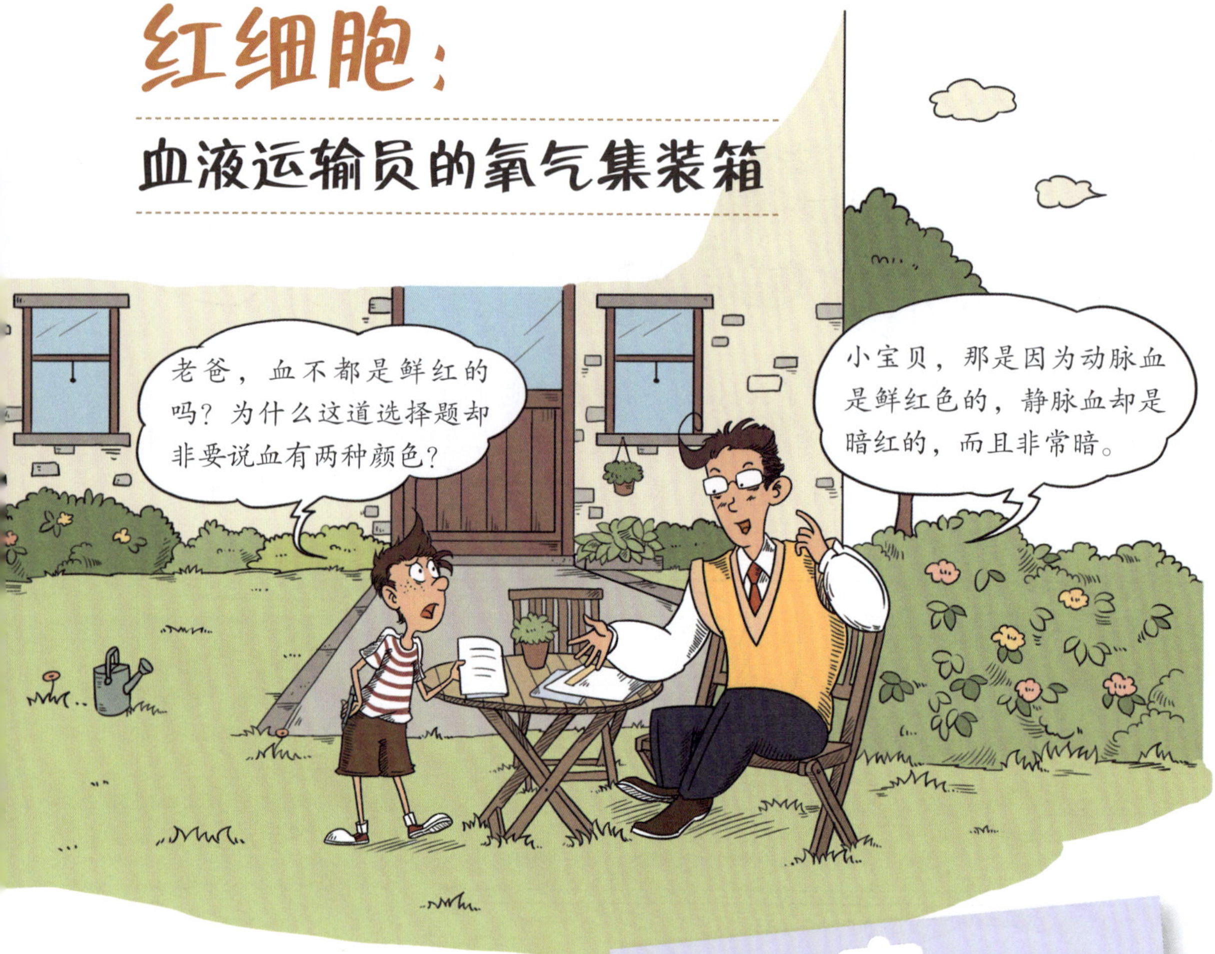

每一滴健康的血液中，都有500多万个红细胞，100万个白细胞和300万个血小板。很明显，红细胞在数量上远远多于其他两位成员，当然，它所承担的任务也要比它们繁重得多。

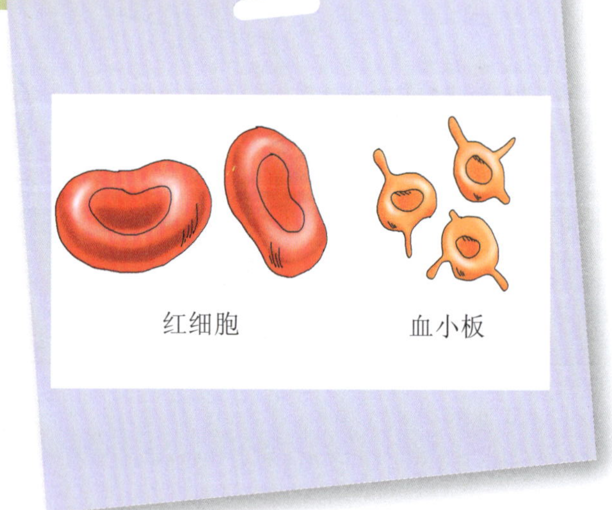

运载氧气是血液部门的核心任务之一，而这份重任却落在红细胞身上。原来呀，红细胞拥有自己的独门绝技——血红蛋白。那可是一种带有灵气的武器，而且就像能感知到氧气似的，当红细胞游历到氧气充足的地方时，血红蛋白便与氧气进行结合，并将这些氧气带走；而当红细胞到了氧气不充足的环境，血红蛋白又会自动与氧气分离，将体内的氧气释放出来。如此一来，红细胞便利用血红蛋白成功地将氧气带到缺氧的人体部位了。

血液部门
呦，那是谁呀？走路怎么跟一阵风似的。
呃，你连红细胞都不认识？佩服，佩服！
血液卫兵

喂，血红蛋白已经完成氧气结合，我们什么时候出发？
马上！Let's go！

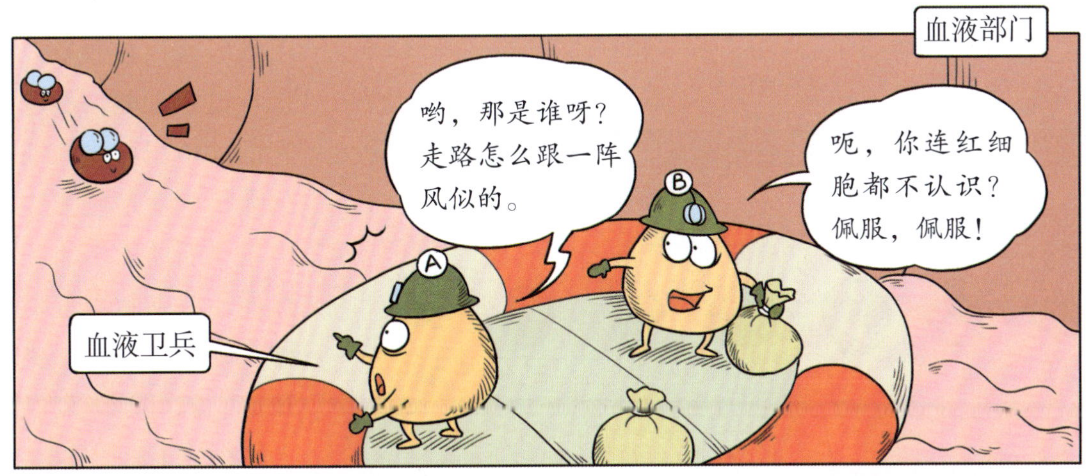

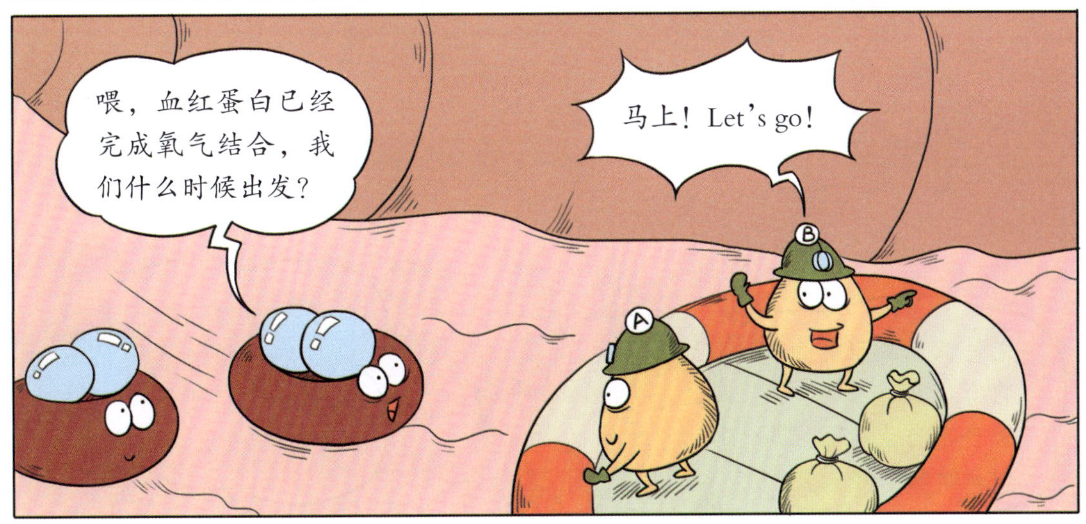

正是因为血红蛋白有着绝门本领，红细胞才承担了运载氧气的重任，而且，还因此被誉为“氧气集装箱”。

白细胞：

血液运输员的免疫军团

白细胞是血细胞三大悍将之一，虽然白细胞家族在数量上拼不过红细胞，不过它们的体积可比红细胞大不少，是血细胞中出了名的大个头。然而，白细胞对这个称呼却颇有微词，要知道它们可是一直以人体小卫士自居的。

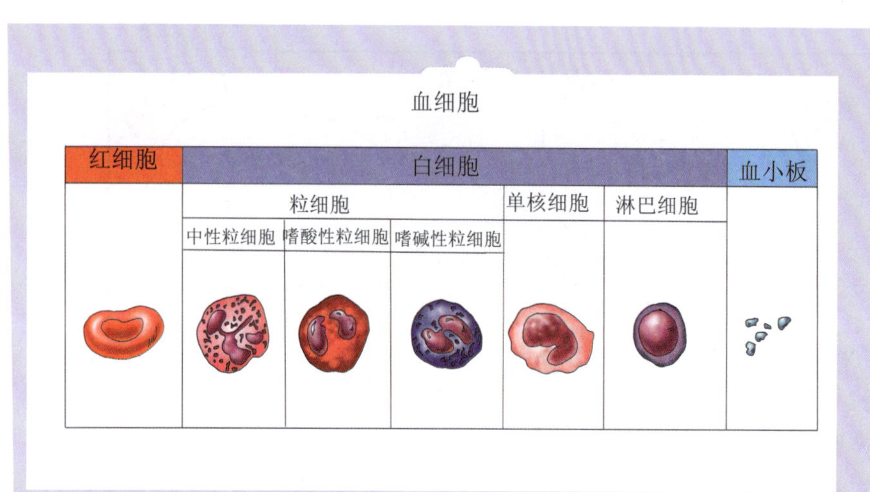

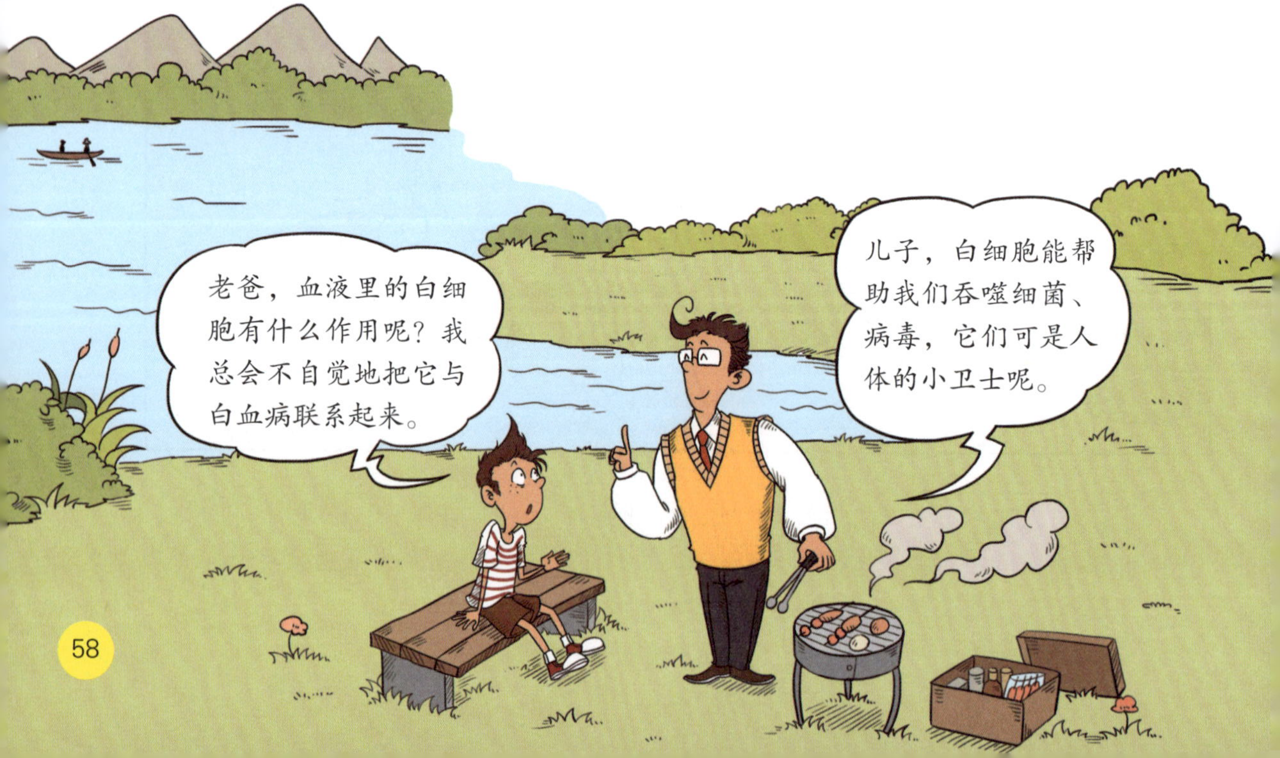

老爸，血液里的白细胞有什么作用呢？我总会不自觉地把它与白血病联系起来。

儿子，白细胞能帮助我们吞噬细菌、病毒，它们可是人体的小卫士呢。

还想跑？
白细胞来了，快跑！

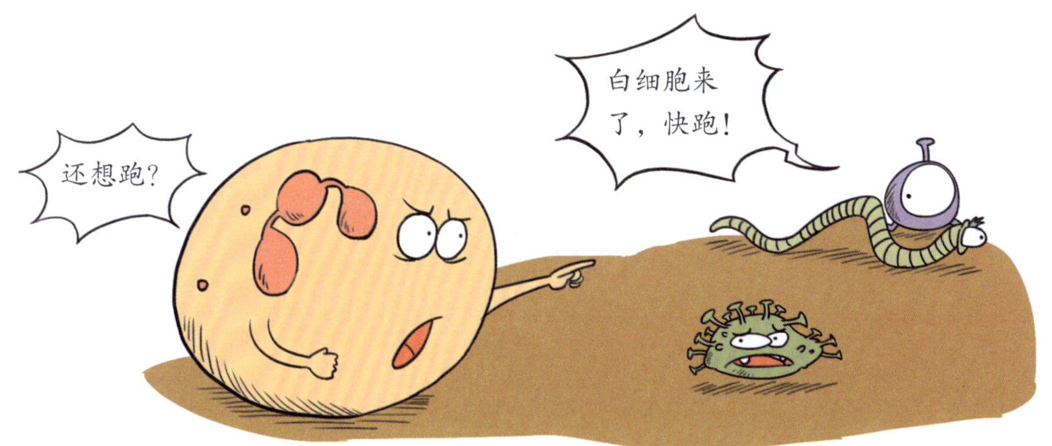

白细胞来源于人体小工厂的免疫系统，拥有吞噬细菌、病毒的好本事，因而又得到“免疫细胞”的光荣称号。它就跟变形金刚似的，能够根据工作状况改变自身的形状。这是为什么呢？原来呀，细菌、病毒们有时会藏匿在比较隐蔽的组织、细胞之间，白细胞若是不改变原先的球形身材，根本进不去。因此，它们便努力进行缩减，终于变得轻盈纤细，然后，它们赶忙马不停蹄地穿过毛细血管，直接进入被入侵的组织中，开始大口大口地吞噬细菌和病毒。

毛细血管
糟糕，这里潜伏着一波病毒。
血液卫兵
在哪儿，在哪儿……妈呀，这么多，怎么办？
闭嘴！呼叫白细胞，呼叫白细胞。
白细胞
发现病毒，请及时清理。
收到。怎么了，老兄？
OK！交给我们吧。

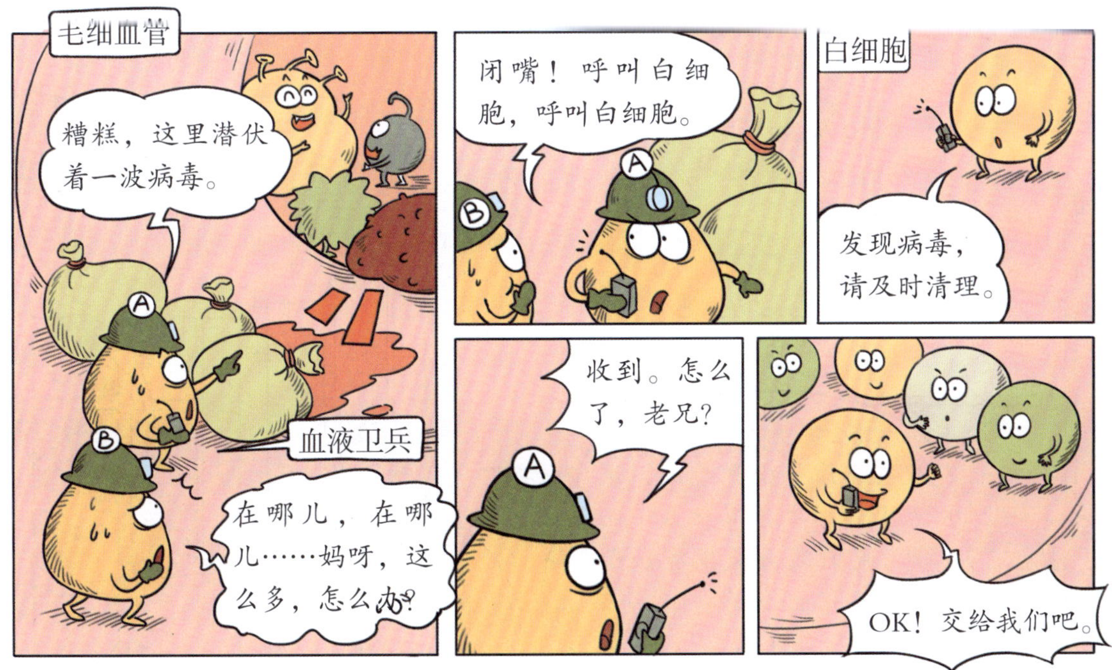

因此，作为血液运输员的免疫军团，白细胞们能为人体小工厂打倒致病菌和病毒呢。

血小板：

血液运输员的止血救援队

作为血细胞的第三名成员，血小板虽然不像红细胞那样肩负运输氧气的重任，也不像白细胞那样充当杀菌防御的人体小卫士，但它们可是专为保护血液而生的应急军，同样是不可或缺的一员猛将。

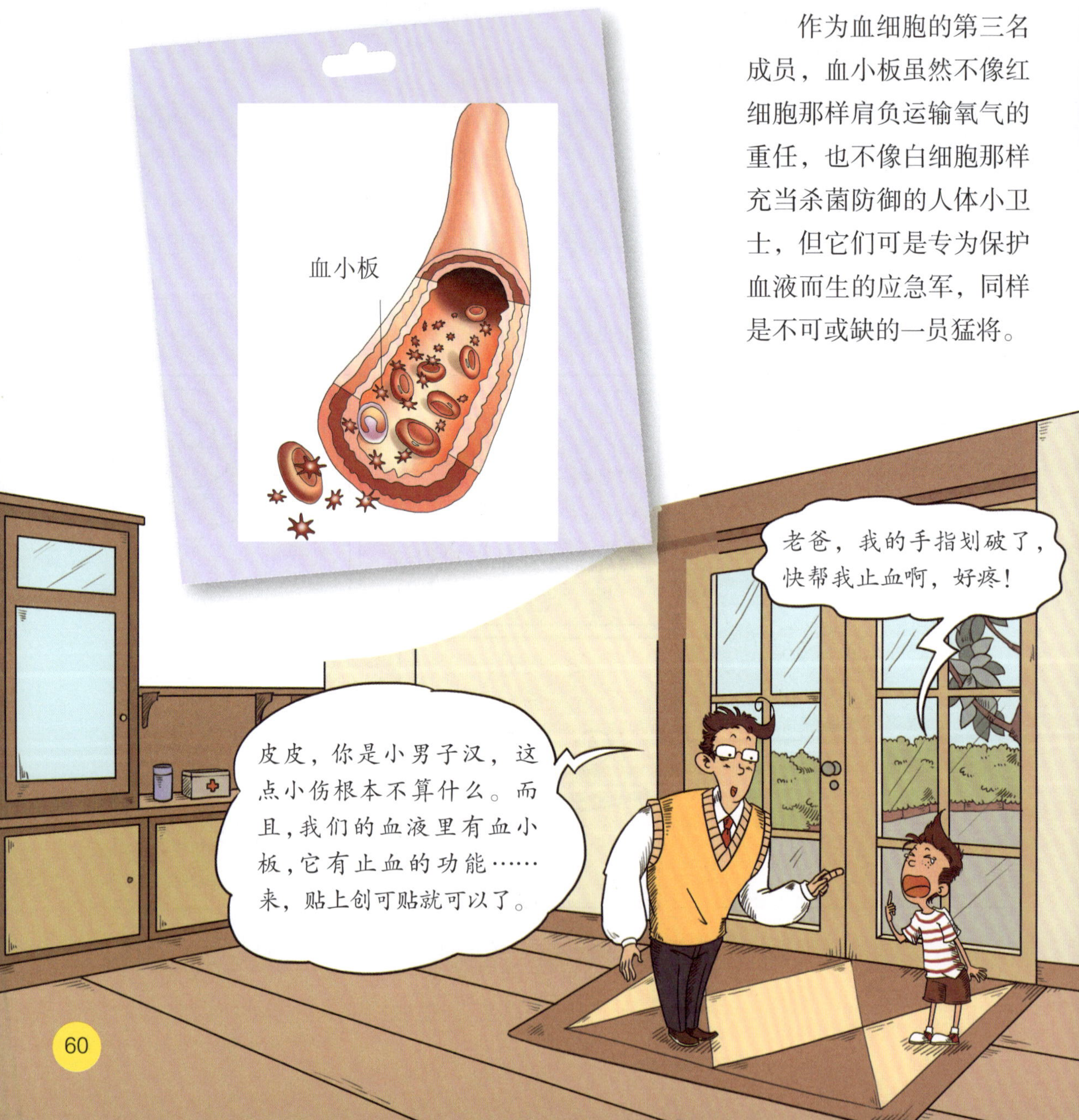

人体中大概有5升的血液，若是因为一点小伤，便会血流不止的话，我们随时都可能面临危及生命的境况。因此，为了避免悲剧的发生，血液运输总部特别研制出精灵古怪的血小板家族。这不，每当我们流血时，它们便会急忙地分泌出促进血管收缩的物质，从而减少受伤部位的流血量。

而且，为了凸显自己在运输总部的重要性，血小板们又使出了自己的绝招——止血栓。瞧，当收缩好血管后，一大堆的血小板们便会聚集在一起，堵在血管的破口处。咦，它们这是在做什么？好像与止血栓也没有什么关联。原来呀，它们一个挨着一个地凝聚在一起，目的就是为了形成一个止血栓。成型的止血栓就像是一个厚塞子似的塞住了血管的破口，从而起到了止血的作用。

血液卫兵
糟糕，这条血液管道出现了裂口。
一定是主人受伤了，怎么办？
快，赶紧召集血小板。
呼叫血小板，呼叫血小板。
收到，我们已经感受到主人流血了。
血小板卫兵
促使管道收缩物已经分泌完毕。
OK，事不宜迟，我们要奔赴裂口处，与裂口的胶原纤维进行合体。
Let’s go!

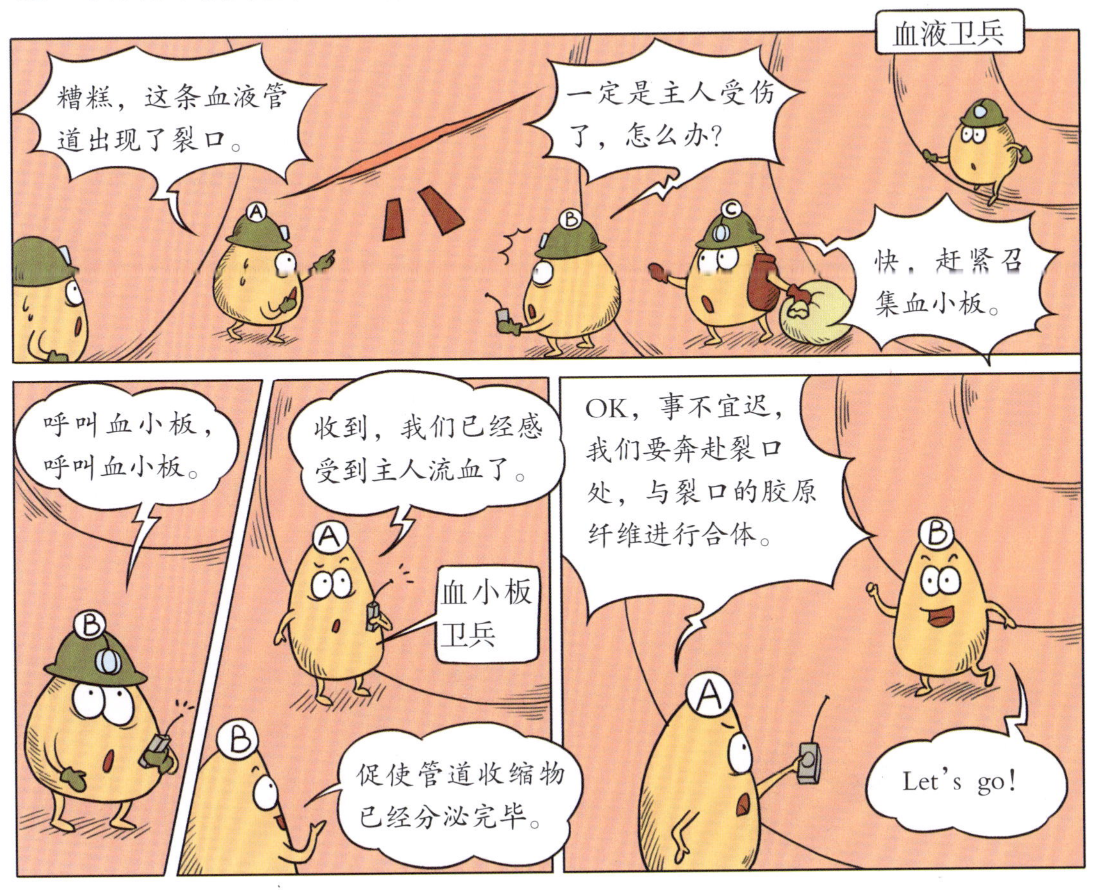

可见，血小板真像是止血凝血的应急军，时刻都在准备着应对那些突发的情况呢。

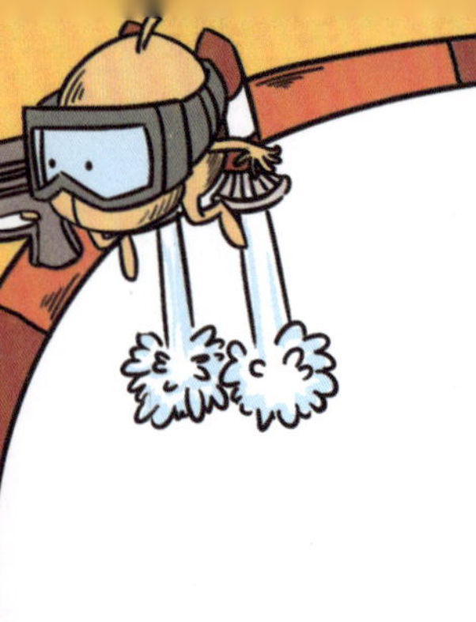

血型的秘密

对于我们来说，“血型”并不是一个陌生的名词，但若要提及血型的具体定义，相信就没有多少人能够说清楚了。血型，顾名思义，它是血液成分表面的一种抗原类型。而我们通常所说的血型则是红细胞膜上特异性抗原的类型，即ABO血型系统，以及RH血型系统。其中，前者可将血液分成四种血型，即A型、B型、AB型、O型；后者则分为Rh阳性血型、Rh阴性血型（在中国，Rh阴性的人仅占1%左右）。

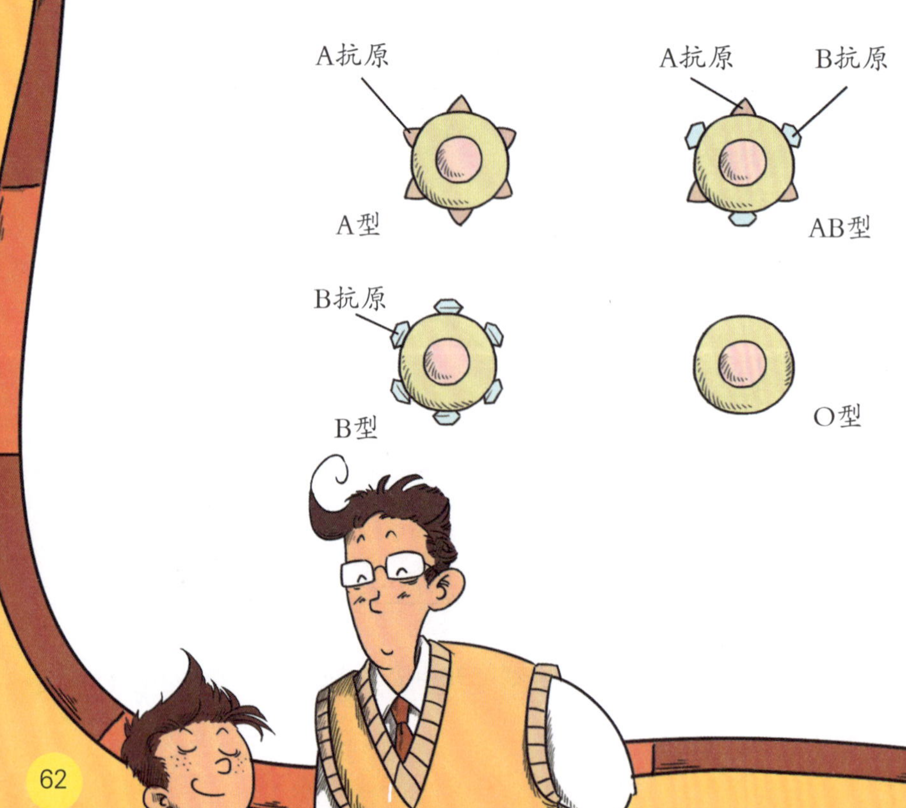

血红蛋白是一种蛋白质吗

血红蛋白，顾名思义，是一种蛋白质，而且是高等生物体内负责运载氧气的一种蛋白质。人体内的血红蛋白是由四个亚基构成的，即两个 α 亚基和两个 β 亚基。据说，它们在人体内的含量都是有一定范围的，而且，在男性与女性、成人与儿童、新生儿与儿童身体里的含量也是不同的。其中，成年男性的血红蛋白正常值为120~160克/升，成年女性的正常值为110~150克/升，儿童的正常值为110~160克/升，新生儿的正常值为170~200克/升。

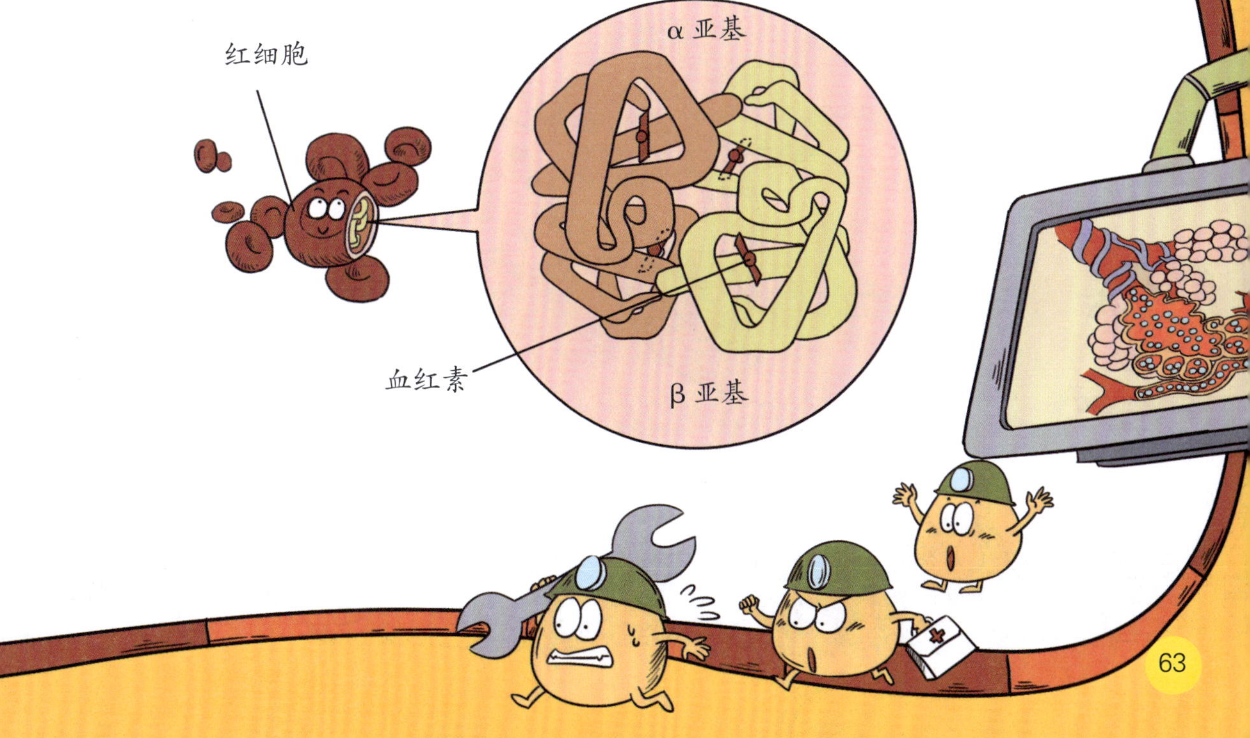

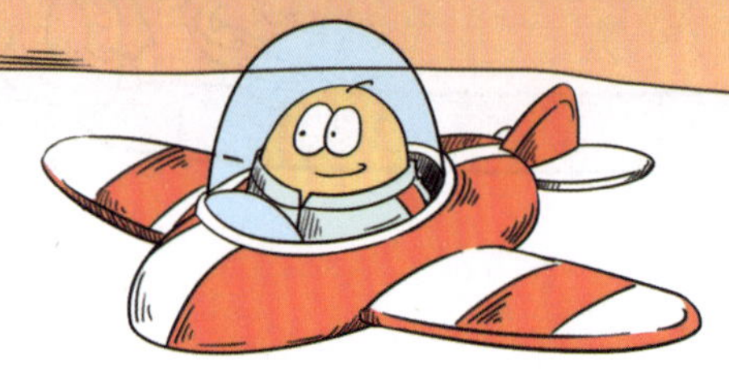

究竟是什么原因让我们与贫血结缘

当我们体内的血红细胞容量减少时，便会出现贫血的症状，比如，头痛、失眠、记忆力减退、消化不良、呼吸困难等。那么，究竟是什么原因让我们与贫血结缘的呢？

因为贫血有不同的类型，所以导致贫血的原因也不尽相同。

（1）红细胞生成减少性贫血：因为造血原料出现异常，或是造血细胞、骨髓造血微环境出现异样。

（2）失血性贫血：因短时间内大量血液流至体外或长期反复少量血液流至体外所致的贫血。

（3）溶血性贫血：指红细胞破坏加速，而骨髓造血功能代偿不足时发生的一类贫血。

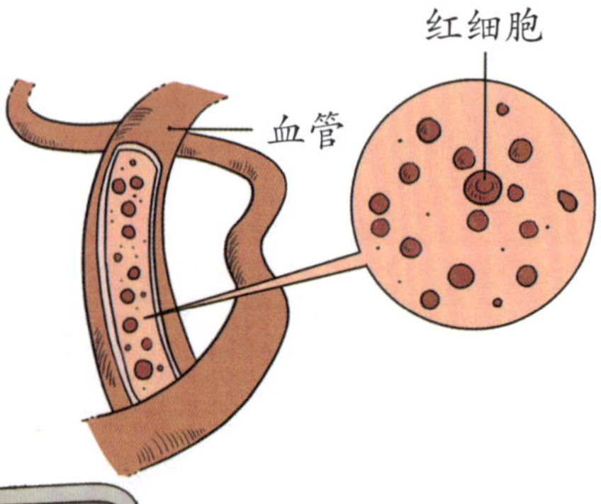

红细胞

血管

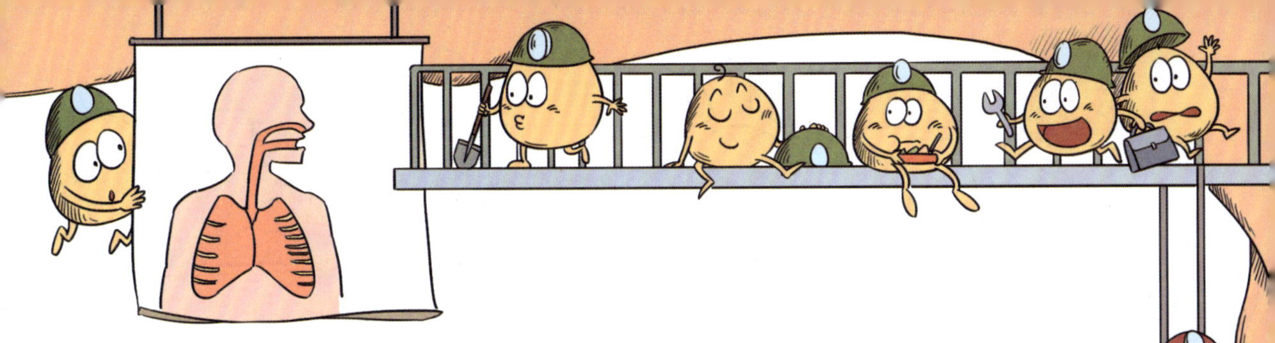

什么是胶原纤维

胶原纤维是一种含有胶原蛋白、甘氨酸、脯氨、羟脯氨酸的纤维，它广泛分布于人体的各个脏器内，其中尤以皮肤、巩膜、肌腱等处最为丰富。

据说，胶原纤维在人体骨骼中的含量在不同的年龄段是不同的。比如，在儿童时期，骨骼中的胶原纤维所占的比重是几个年龄段中最大的一个阶段，也正因为如此，儿童的骨骼弹性最大，是最不容易骨折的。

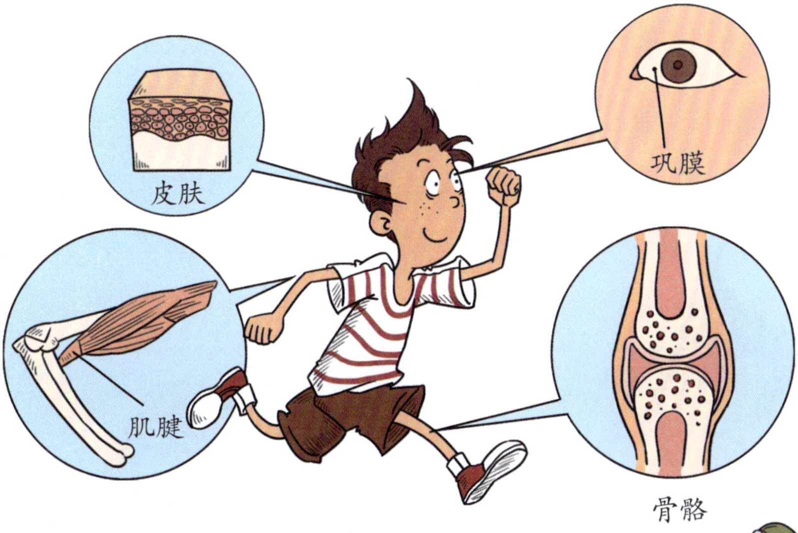

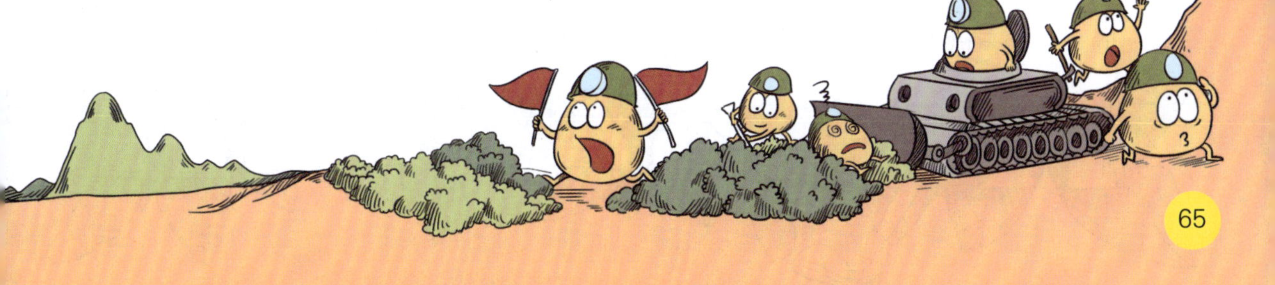

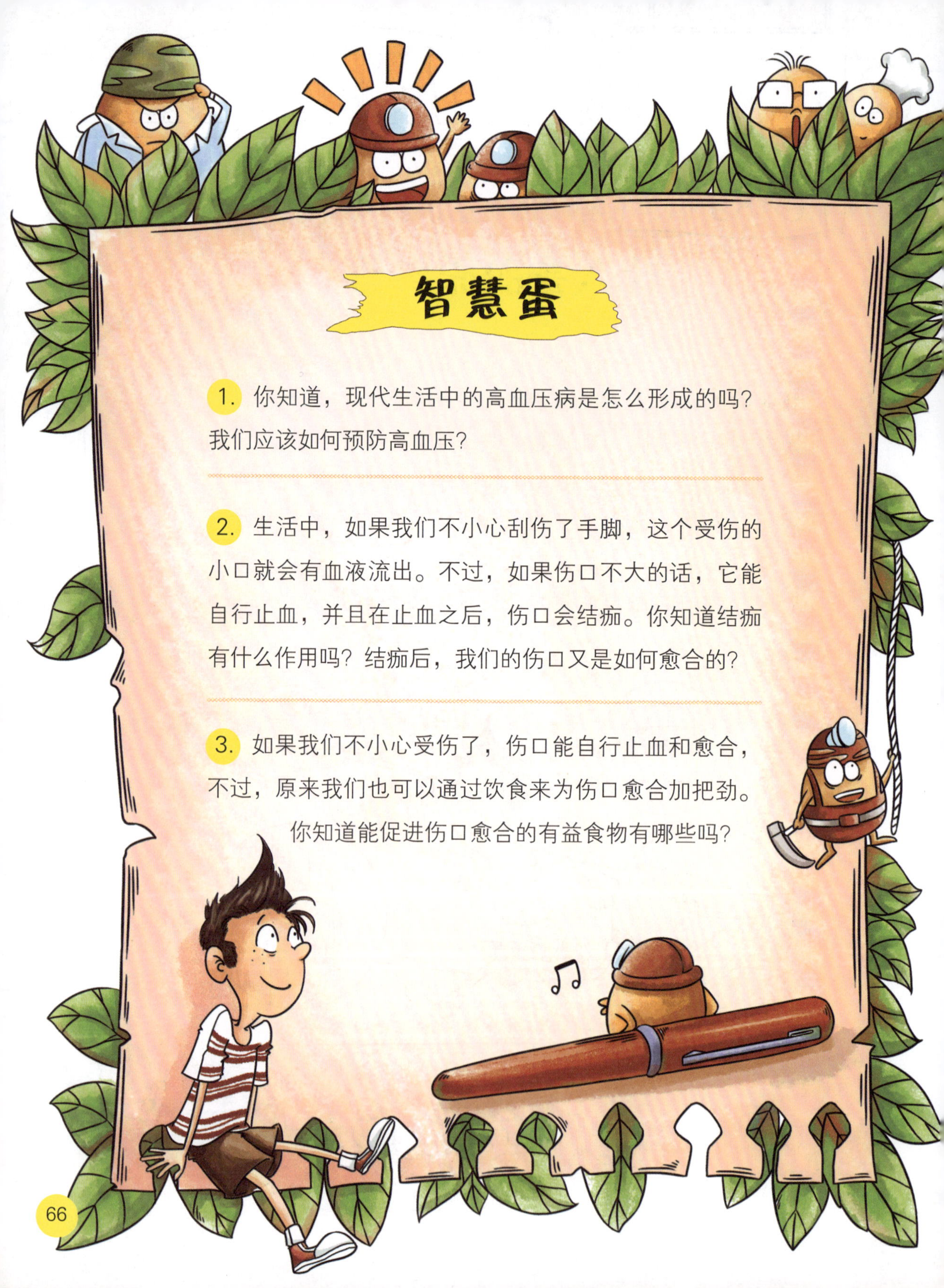

智慧蛋

1. 你知道，现代生活中的高血压病是怎么形成的吗？我们应该如何预防高血压？

2. 生活中，如果我们不小心刮伤了手脚，这个受伤的小口就会有血液流出。不过，如果伤口不大的话，它能自行止血，并且在止血之后，伤口会结痂。你知道结痂有什么作用吗？结痂后，我们的伤口又是如何愈合的？

3. 如果我们不小心受伤了，伤口能自行止血和愈合，不过，原来我们也可以通过饮食来为伤口愈合加把劲。你知道能促进伤口愈合的有益食物有哪些吗？

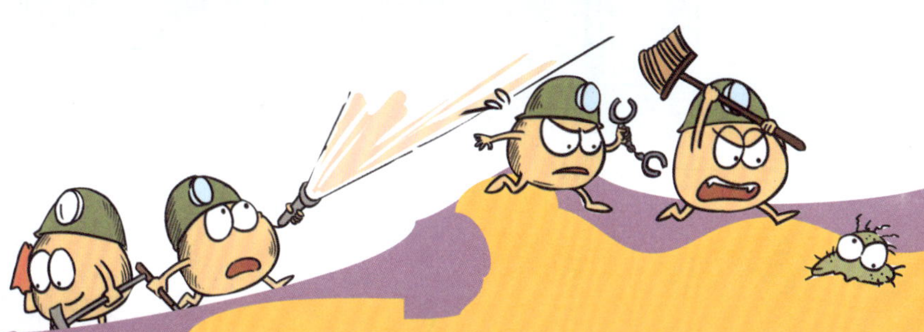

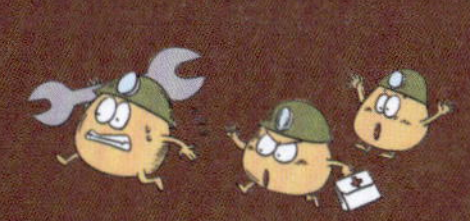

第五章 动脉：血液运输总部的物资供应管道

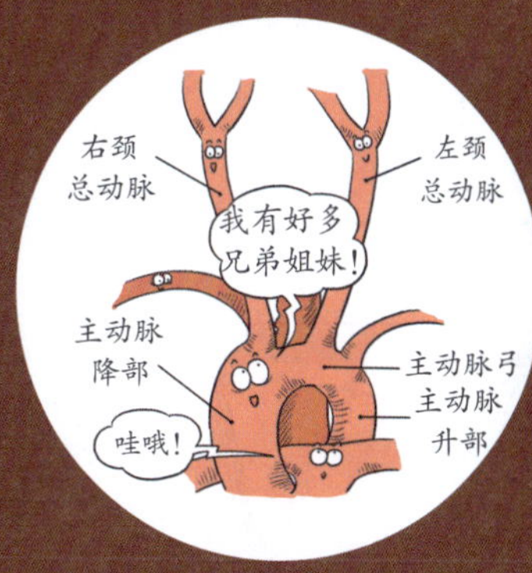

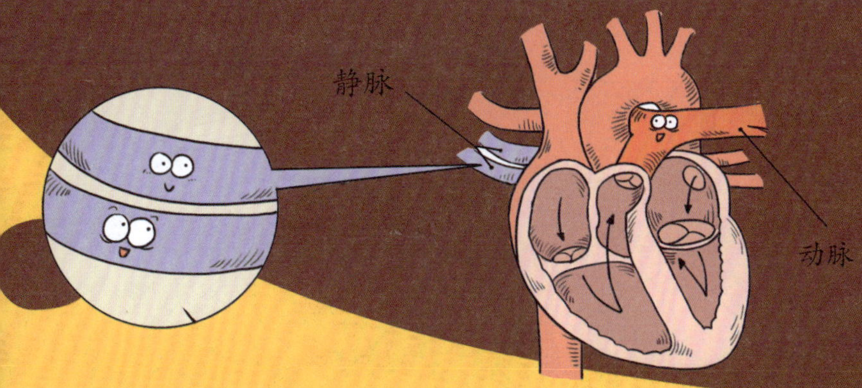

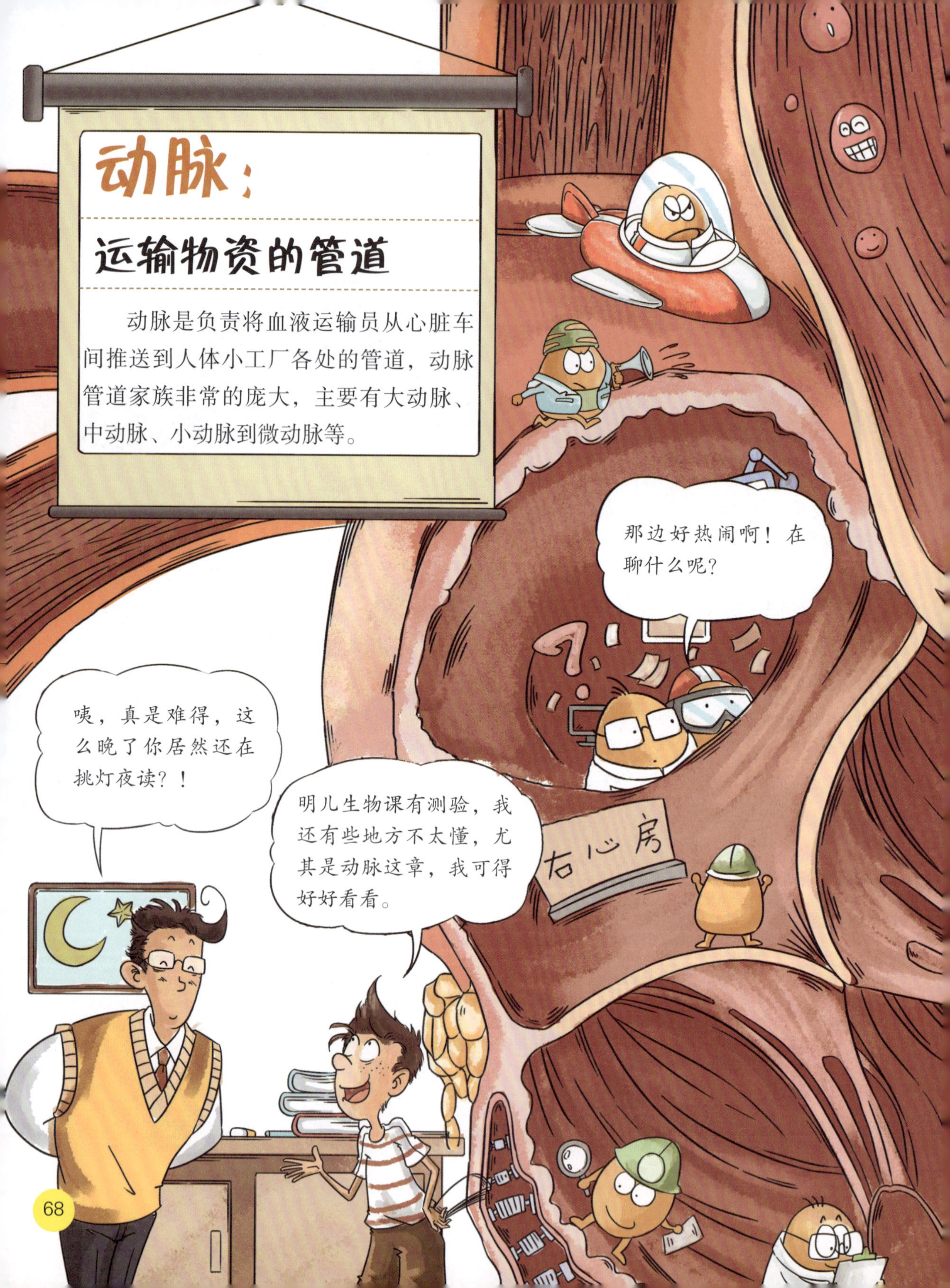
动脉：
运输物资的管道
动脉是负责将血液运输员从心脏车间推送到人体小工厂各处的管道，动脉管道家族非常的庞大，主要有大动脉、中动脉、小动脉到微动脉等。
那边好热闹啊！在聊什么呢？
咦，真是难得，这么晚了你居然还在挑灯夜读？！
明儿生物课有测验，我还有些地方不太懂，尤其是动脉这章，我可得好好看看。
右心房

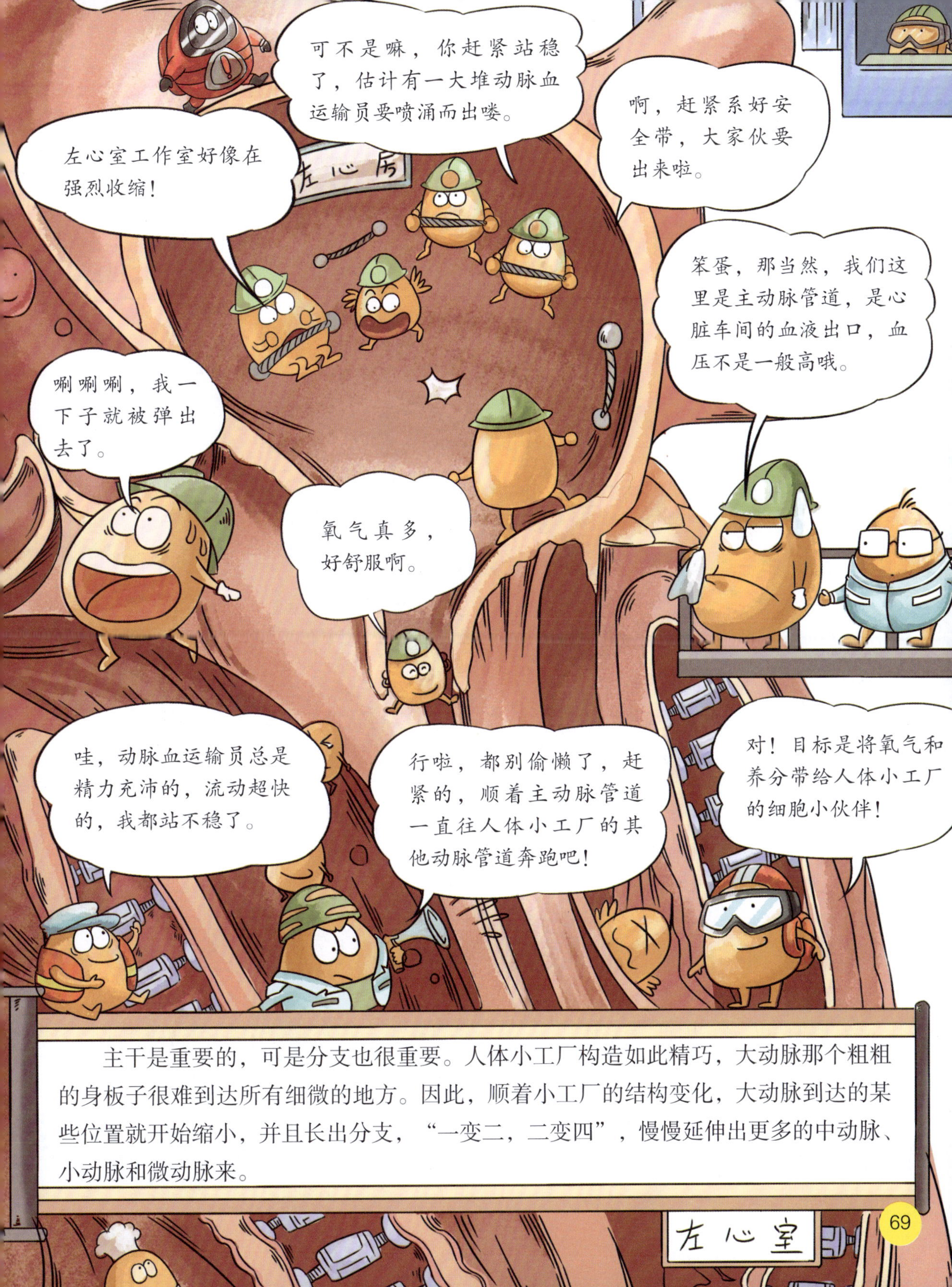

左心室工作室好像在强烈收缩！
可不是嘛，你赶紧站稳了，估计有一大堆动脉血运输员要喷涌而出喽。
啊，赶紧系好安全带，大家伙要出来啦。
左心房
笨蛋，那当然，我们这里是主动脉管道，是心脏车间的血液出口，血压不是一般高哦。
唰唰唰，我一下子就被弹出去了。
氧气真多，好舒服啊。
哇，动脉血运输员总是精力充沛的，流动超快的，我都站不稳了。
行啦，都别偷懒了，赶紧的，顺着主动脉管道一直往人体小工厂的其他动脉管道奔跑吧！
对！目标是将氧气和养分带给人体小工厂的细胞小伙伴！
主干是重要的，可是分支也很重要。人体小工厂构造如此精巧，大动脉那个粗粗的身板子很难到达所有细微的地方。因此，顺着小工厂的结构变化，大动脉到达的某些位置就开始缩小，并且长出分支，“一变二，二变四”，慢慢延伸出更多的中动脉、小动脉和微动脉来。
左心室

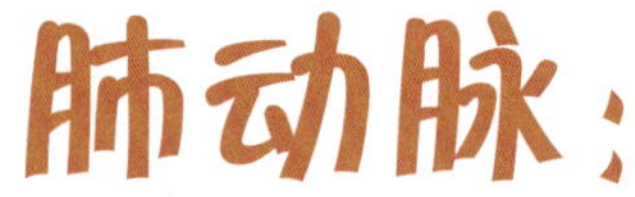

缺氧分子的好归宿

老爸，问你一个问题，你若是答错了，今晚看电视的主导权归我……肺动脉里流的是静脉血还是动脉血？

哈哈，想把我绕进去可没那么容易。肺动脉里流的自然是静脉血……不要撇嘴，把遥控器还给我。

肺动脉管道是人体小工厂的大动脉管道之一，它的源头在心脏车间右心室。而且，右心房和右心室是体循环静脉血的回流收集点，因此，流进肺动脉管道的血液运输员不是动脉血而是静脉血。

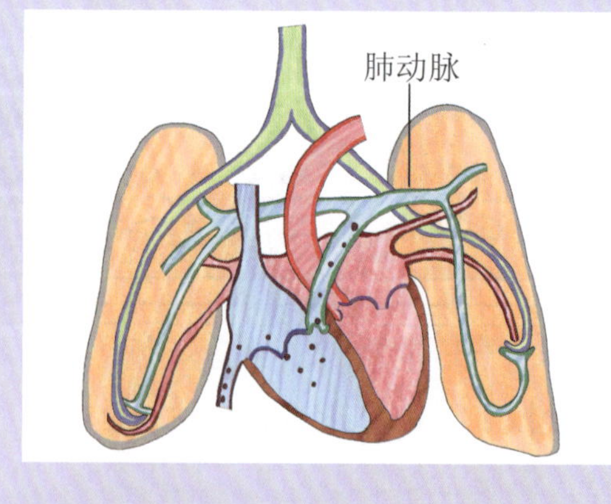

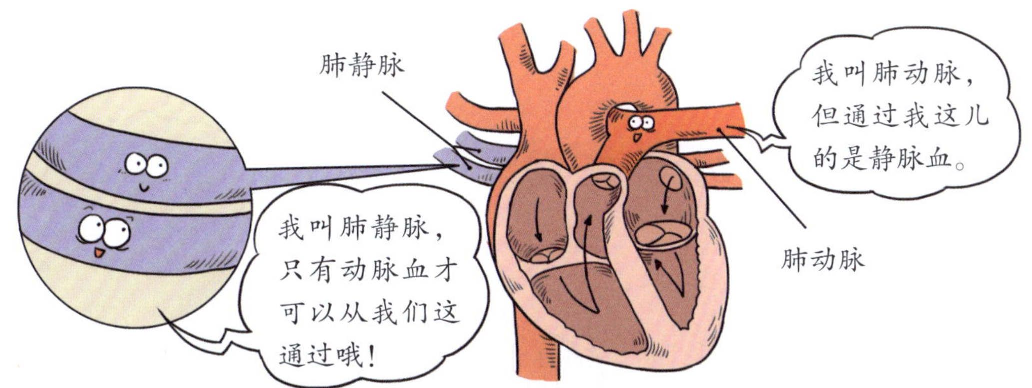

相信很多人总是想当然地认为动脉管道里流的是动脉血，静脉管道里流的是静脉血。很明显，这条规律是针对体循环长途路线图而言的，要知道在肺循环短途路线图中，在血液管道里通行的“乘客”刚好与体循环的相反，也就是说，在沟通心脏车间和肺车间之间的肺动脉管道专门用来运送静脉血，而肺静脉才是运送动脉血的管道。

哎，整天在缺氧的肺动脉管道里干活，真是痛苦啊！
可不是，我怎么也想不通，咱们明明是动脉家族，却偏偏迎来静脉血运输员。
血管卫兵
听说这是上头特别安排的。糟糕，一大堆静脉血运输员正要涌进来呢。
肺动脉
哎，这下有的忙了。

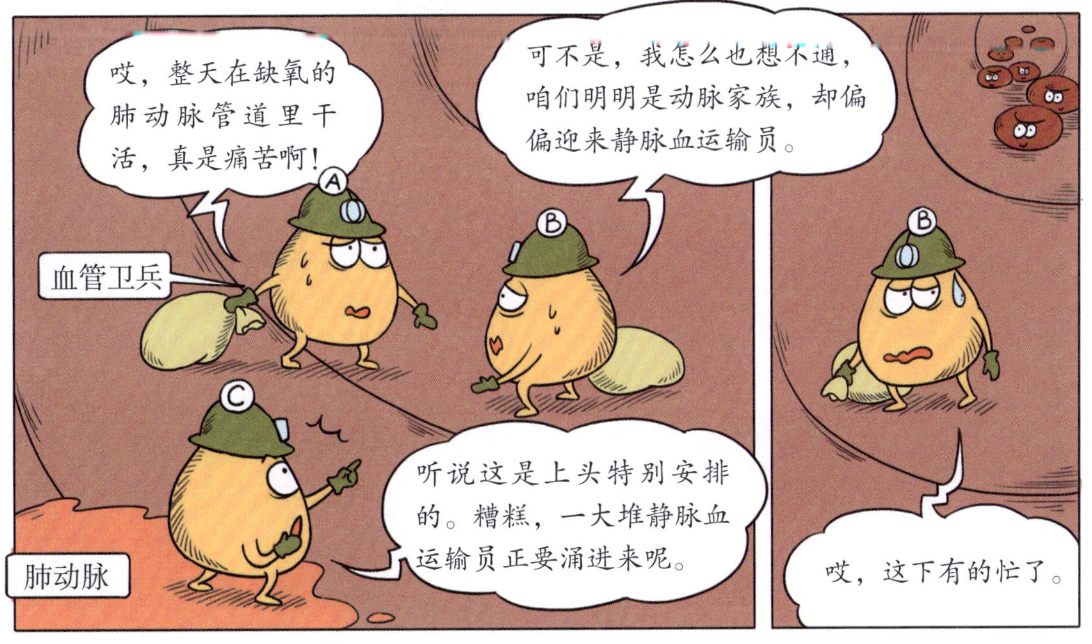

肺动脉管道最终迎来的是缺氧的静脉血，因此，将它比作是“缺氧分子”的好归宿再恰当不过了。

主动脉：

动脉管道家族的老大

天哪，怎么这么多动脉？啊，又冒出一个主动脉来，它到底是什么东西啊？老爸，救命啊，我的头都大了！
小宝贝，主动脉是直接运输心脏喷出来的血液的血管，它就好比咱家的主水管，若是将主水管的总开关关掉，那么后面的水管也就无法供水了。

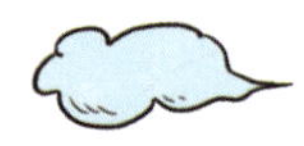

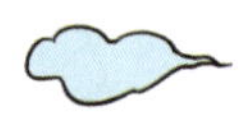

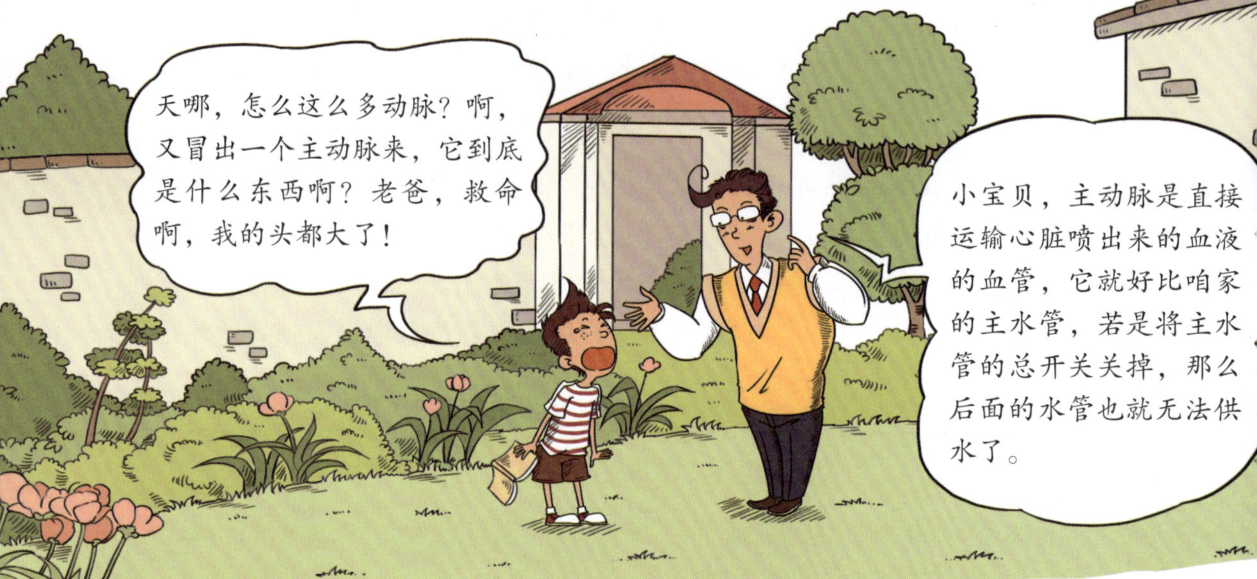

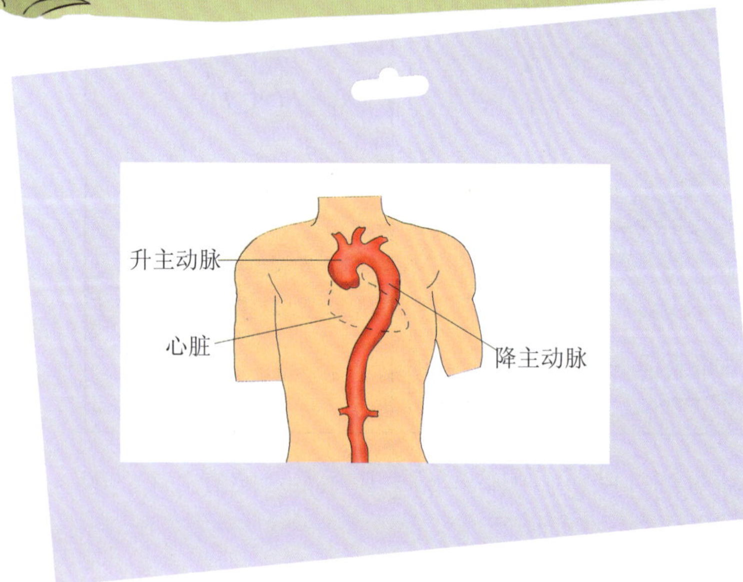

作为动脉管道家族中最赫赫有名的明星成员，主动脉是直接与心脏车间进行联系的，因此，小工厂内的血液运输员都需要经过它的分配，再前往各个器官部门。若将动脉管道比作人体内部的血液运河，那么主动脉无疑便是这些管道的源头，更理所当然地成为各个运河的母亲河。

主动脉不但与心脏直接进行联系，更是整个血液运输总部体循环路线中的主干，而且，为了更好地完成工作，它还特别将内部划分成主动脉升部、主动脉弓和主动脉降部三个小分部。其中，主动脉升部是主动脉的管道入口，直接和左心室的出口联系；若沿着主动脉升部往前走，便能到达主动脉弓，它是主动脉管道所拐的一个大弯，主要负责延伸出头臂干、左颈总动脉、左锁骨下动脉等重要的大动脉管道；而越过主动脉弓，便是主动脉降部，它则负责延伸出髂总动脉、胸总动脉和腹主动脉。

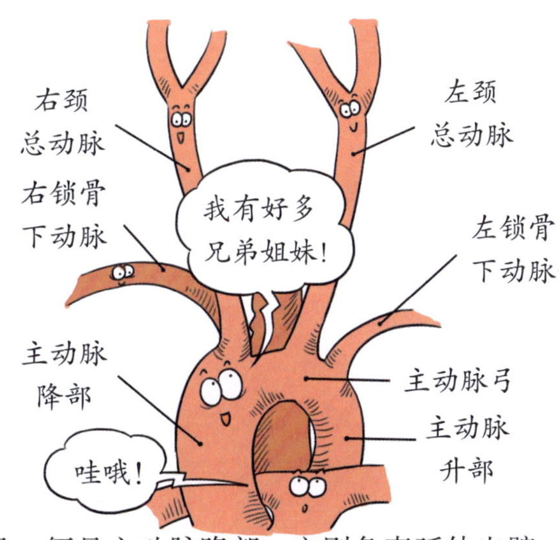

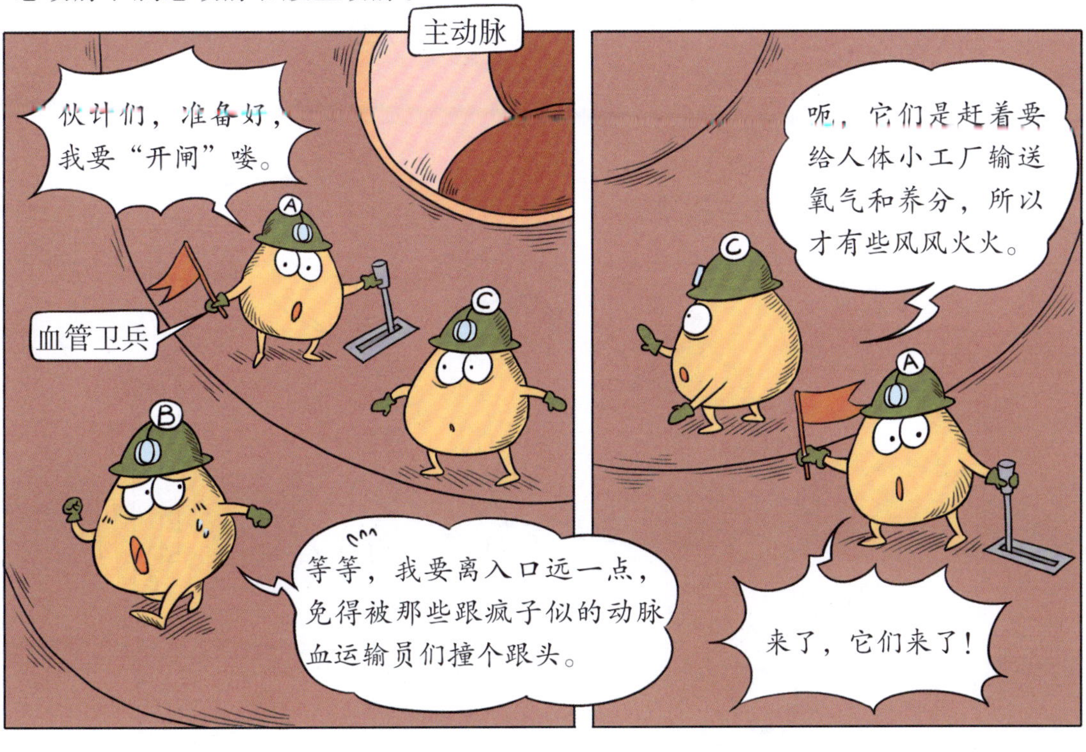

主动脉

伙计们，准备好，我要“开闸”喽。

血管卫兵

等等，我要离入口远一点，免得被那些跟疯子似的动脉血运输员们撞个跟头。

呃，它们是赶着要给人体小工厂输送氧气和养分，所以才有些风风火火。

来了，它们来了!

在动脉家族里，主动脉还真像是族长级的人物，难怪会对血液运输员们指手画脚呢。

主动脉体：

动脉的化学感受器

在主动脉管道的管壁内，有2～3个像玉米粒一样的小家伙。不过，它们可不是什么异物，它们叫主动脉体，据说是主动脉管道特意设置的化学感受器呢。

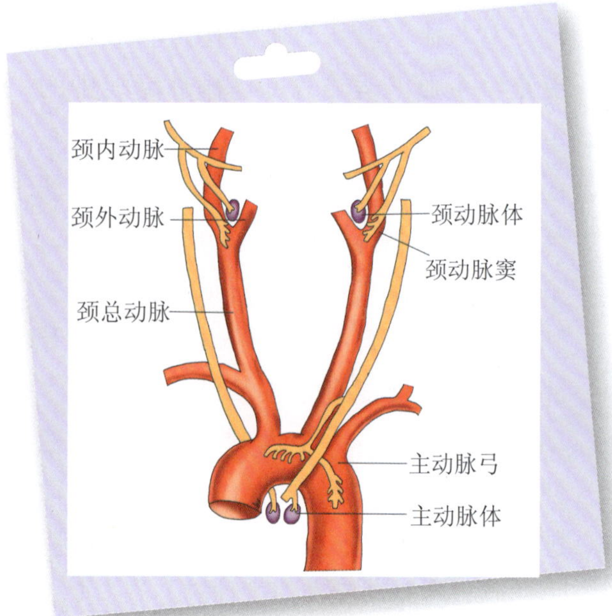

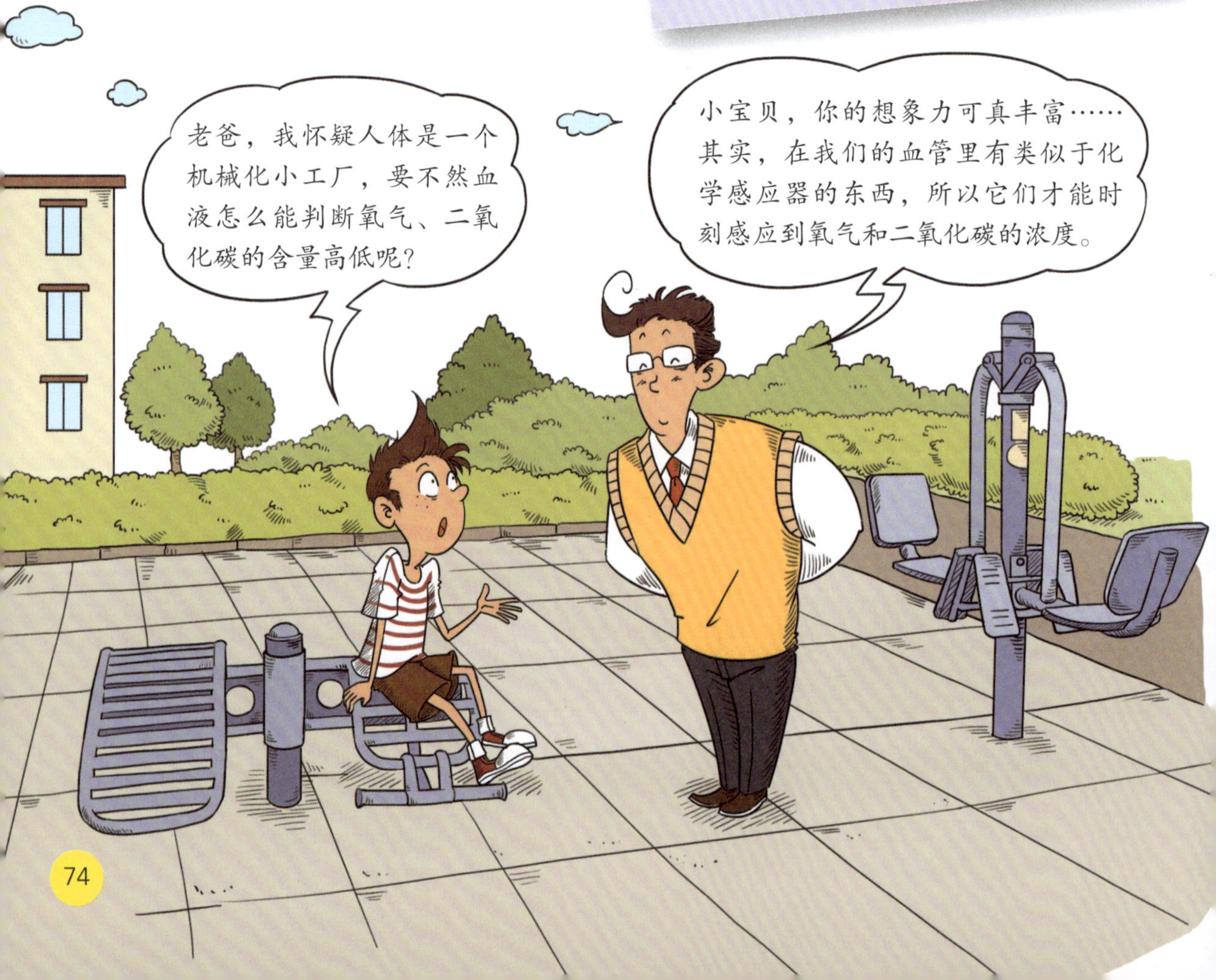

老爸，我怀疑人体是一个机械化小工厂，要不然血液怎么能判断氧气、二氧化碳的含量高低呢？

小宝贝，你的想象力可真丰富……其实，在我们的血管里有类似于化学感应器的东西，所以它们才能时刻感应到氧气和二氧化碳的浓度。

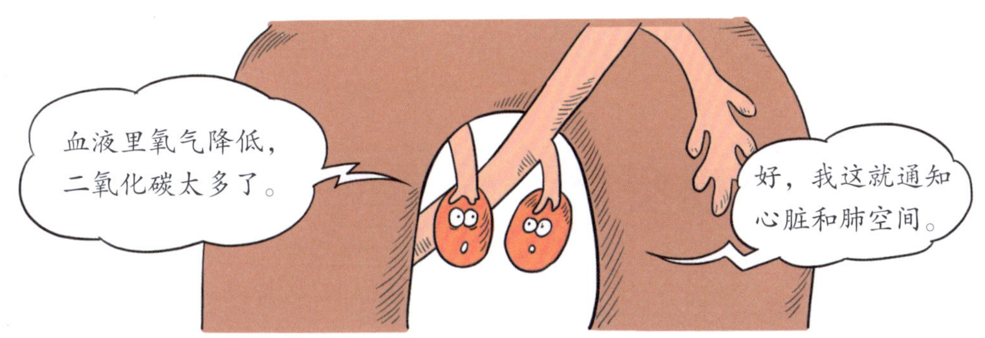

作为动脉的化学感应器，主动脉体自然有着不一般的本事，它可是专门负责监控血液中氧气的含量，以及二氧化碳浓度变化的。这不，一旦它觉察到血液运输员身上所携带的氧气含量降低，而二氧化碳浓度却一个劲儿地飙升，它便急忙地将这个信息传递给肺车间和心脏车间，好让它们做出及时处理，比如，加快呼吸速度，适时地加速心跳……从而保证人体小工厂内整体的氧气含量不会偏低。

哎哟，撞死我了！天呢，这是什么东西，怎么长得跟玉米粒似的？
笨，那是主动脉体。
干嘛的？
呃，它是咱主动脉管道的化学感受器！
别瞪我，人家是好奇宝宝，再说人家昨天才调过来。
宝宝，听好，它是专门检测血液运输员身上氧气和二氧化碳含量的。

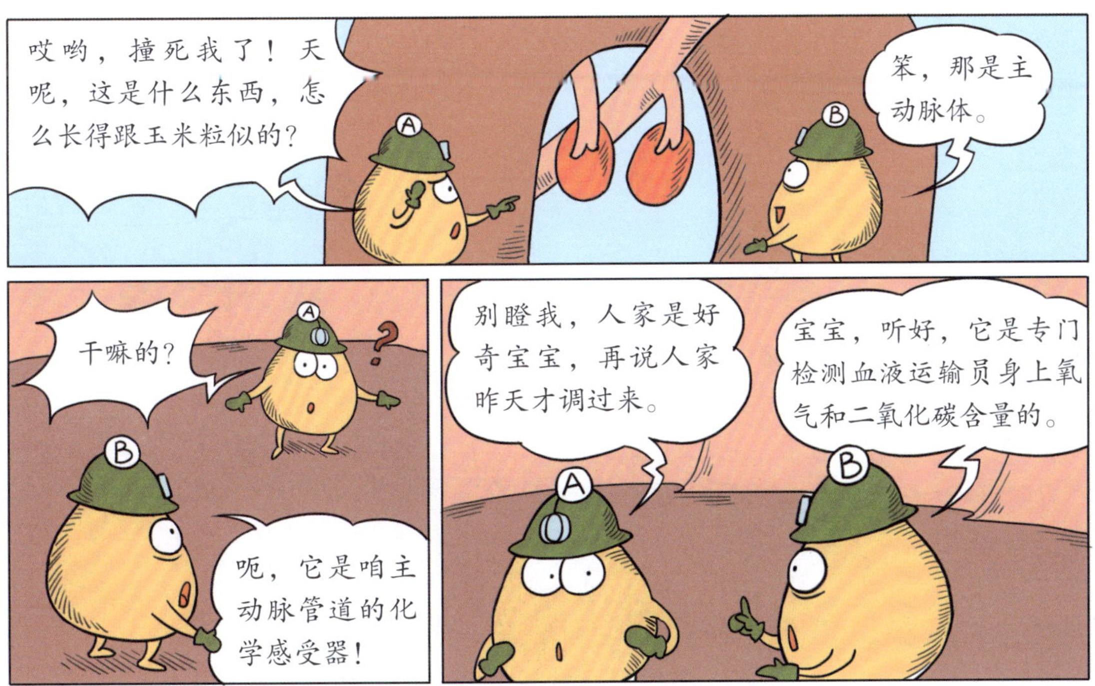

可见，主动脉体虽然貌不惊人，但本事却着实不小，而且，它们还是一群低调的小东西，只一心一意地做好分内事。

颈动脉窦：

动脉的压力感受器

压力感受器是一种专门负责分析动脉管道内血压高低的特殊装置，而且是主动脉管道特有的装置。一旦发现血压偏低或者偏高，它就会马上将数据通报给心脏车间，让心脏车间调节跳动频率，控制好血压。其实，除了位于主动脉管壁外膜的压力感受器外，还有一处比较重要的压力感受器——颈动脉窦。

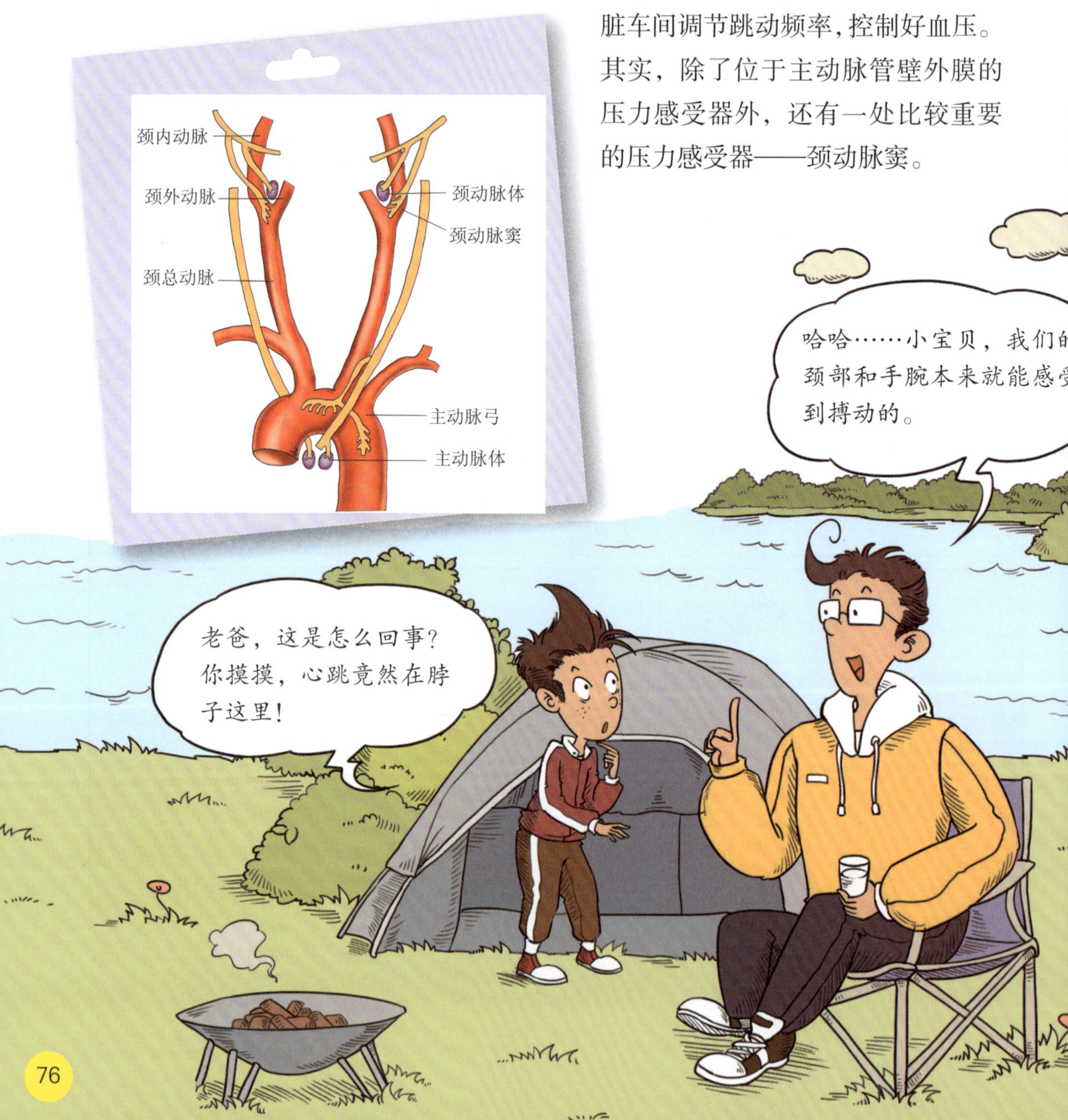

作为动脉管道的另一个核心压力感受器，颈动脉窦位于颈总动脉末端。那么，为什么动脉管道部门偏偏要在这里另外设置一个压力感受器呢？原来呀，颈总动脉需要将血液运输员输送到我们的颈部和头部，而头部中的大脑车间又是人体小工厂的总司令部，因此，对于头部的供血可是一点都马虎不得。为此，动脉管道部门便在颈总动脉中特地增加了颈动脉窦这一特殊装置，真是用心良苦呢。

颈总动脉
“唰唰唰”，我们终于到了颈总动脉管道，累死我了！
血管卫兵
哇，人往高处跑的感觉真棒呀！
喂，喂，别挤！这里有警报器呢！
警报器？
呵呵……就是颈总动脉管道的压力感受器啊。怎么样，这个比喻恰当吧？
呃，恰当。

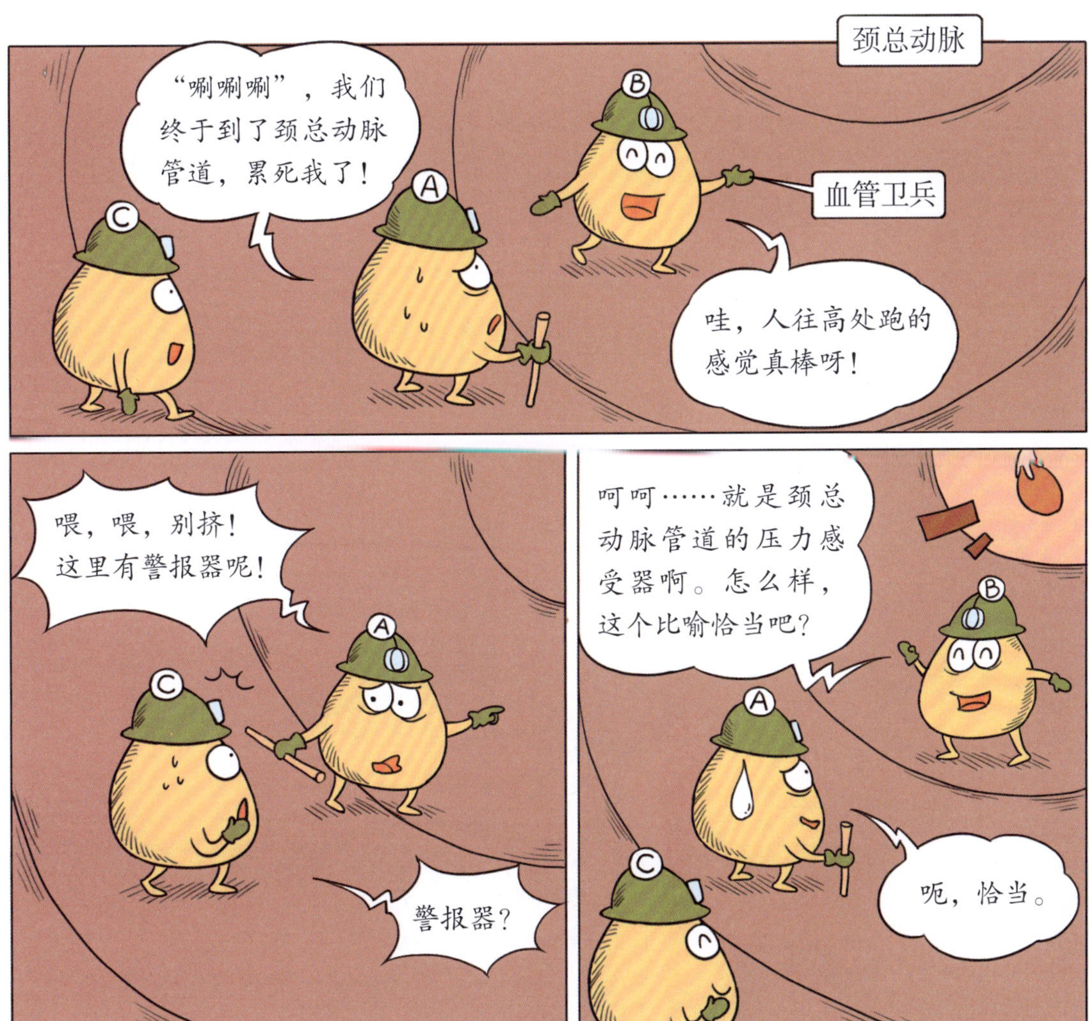

在人体小工厂里，每一个车间部门，每一个成员的存在，显然都是经过精心设计的，而且，也唯有如此，才能让每个“人”都发挥出自己的特长。

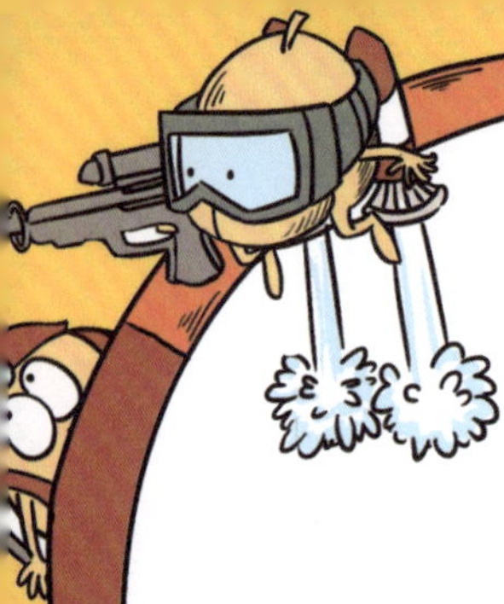

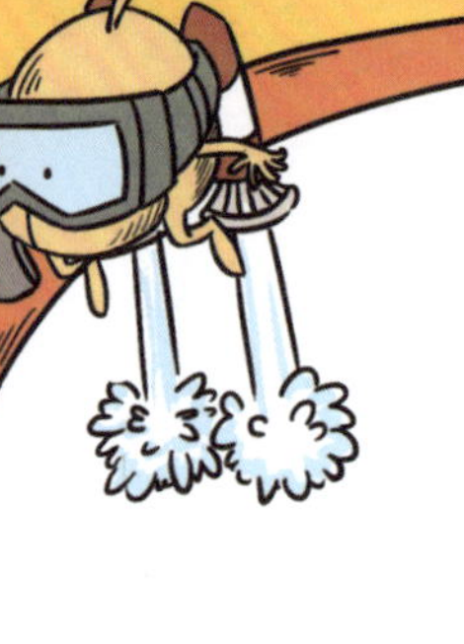

血压是怎么回事

在日常生活中，我们总会接触到“血压”一词，但血压究竟是什么呢？

血压其实是心脏车间将血液泵向血管时所产生的力量。在身体健康的情况下，心脏动力泵对血液的推动力量是有规律的。不过凡事都有例外，当遇到特殊情况，比如，当我们做剧烈运动时，那么血压就会有飙高的可能；而当我们时常感到头晕、手脚没力时，那么，我们很可能已经与低血压“结缘”了。

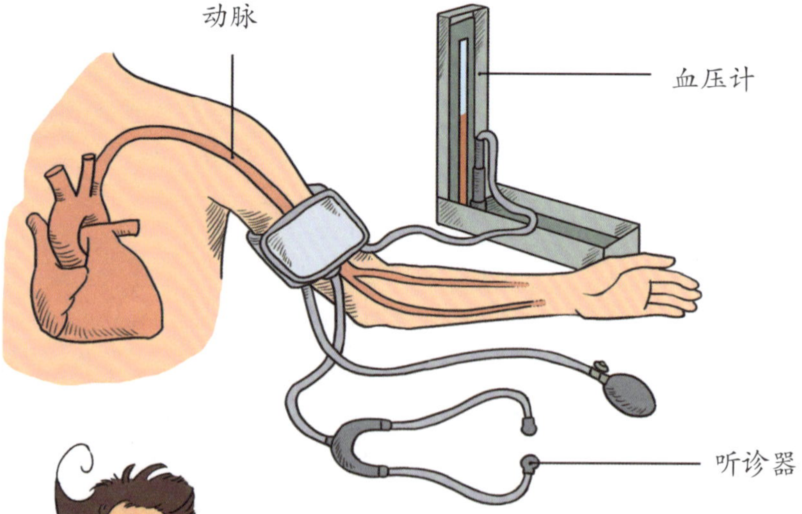

动脉

血压计

听诊器

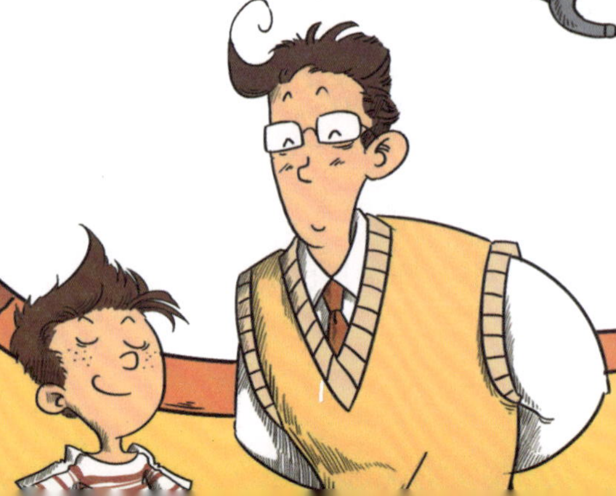

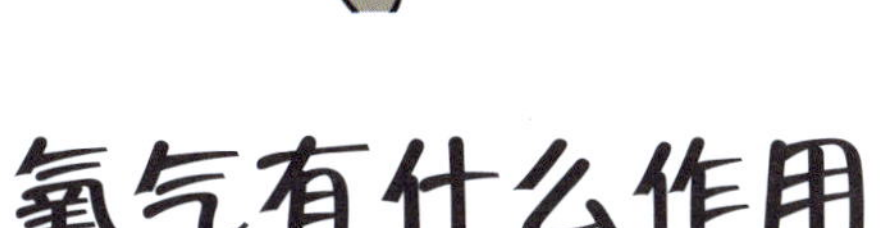

氧气有什么作用

提起氧气，我们都不陌生，不过若要我们对氧气做一个具体的描述，相信就没有多少人能够说清楚了。

氧气在自然界中有着极为广泛的分布，只不过它是一种无色无味的气体。因此，无论是我们的视觉还是味觉，都没法感觉到它的存在。其实，氧气的作用可以说是五花八门。比如，没有它，我们根本无法正常呼吸；在自然界中，一切氧化过程，或是某些物质的燃烧，都需要它从中斡旋；在医疗保健、冶炼工业、化学工业、国防工业等方面，都能找到它的身影。

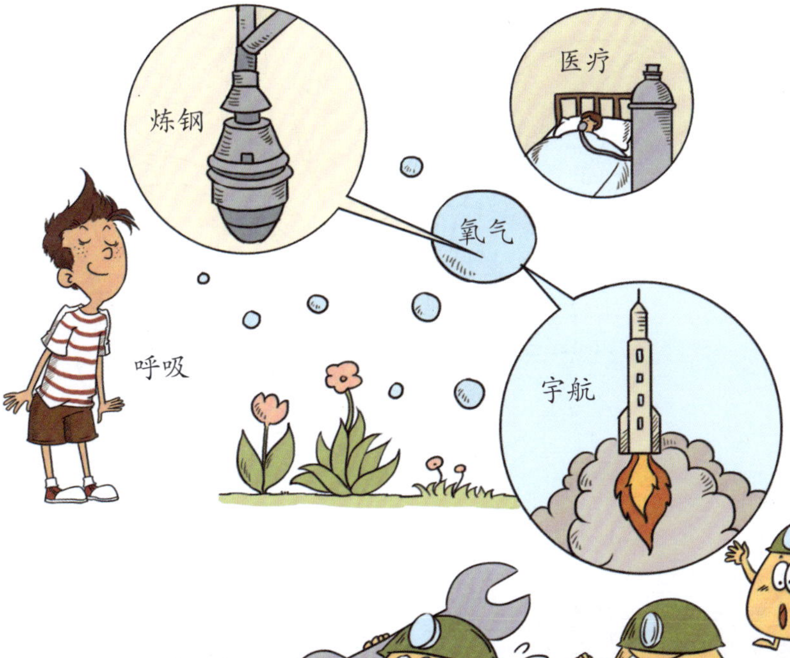

炼钢
医疗
氧气
呼吸
宇航

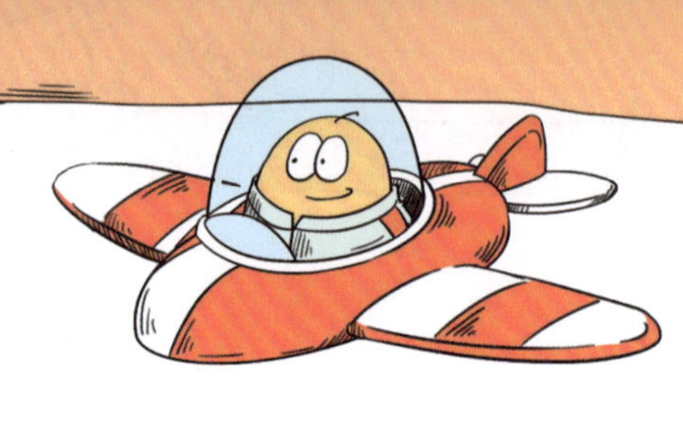

在人体内，还有哪些化学感受器

化学感受器，是一种能感受到化学刺激的感受器。而对我们人类来说，它是感受机体内、外环境化学刺激的感受器的总称，主要包括位于嗅、味、动脉以及胃肠道等处的化学感受器。

（1）嗅感受器：主要集中在上鼻甲与中鼻甲的上部。

（2）味感受器：味感受器也就是味蕾，主要集中在舌乳头中。

（3）动脉：包括颈动脉体化学感受器、主动脉体化学感受器。

（4）胃肠道化学感受器：主要分布在肌层或是黏膜层内的游离神经末梢。

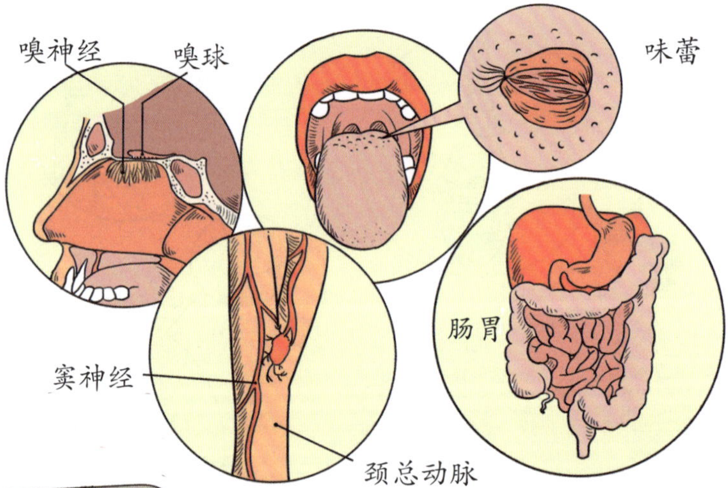

嗅神经 嗅球 味蕾 肠胃 窦神经 颈总动脉

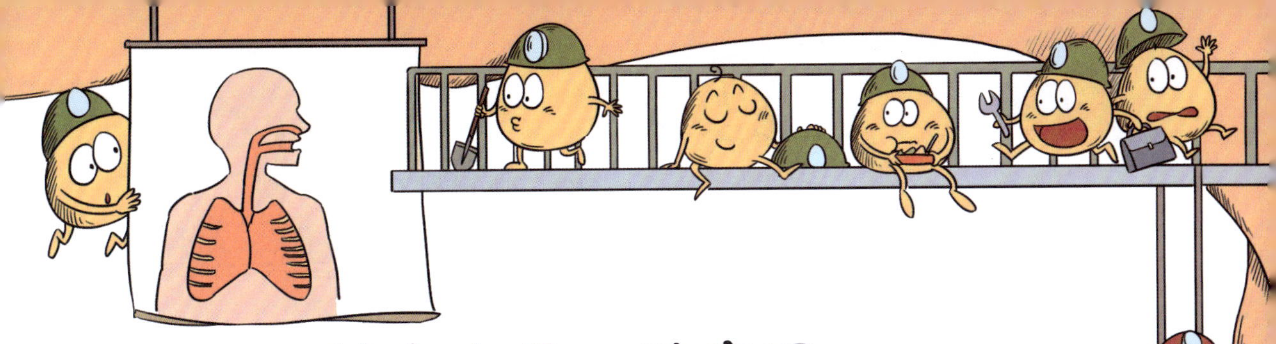

健忘也是一种病吗

健忘，是一种表现为记忆力差，而且遇事就能抛到脑后，很容易忘记的症状。很显然，在日常生活中，我们若总是丢三落四，记东西很困难，肯定会对我们的生活或是学习造成影响。那么，我们该如何预防健忘呢？

（1）经常参加体育锻炼。

（2）保持良好的情绪。

（3）养成良好的生活习惯。

（4）勤于用脑。

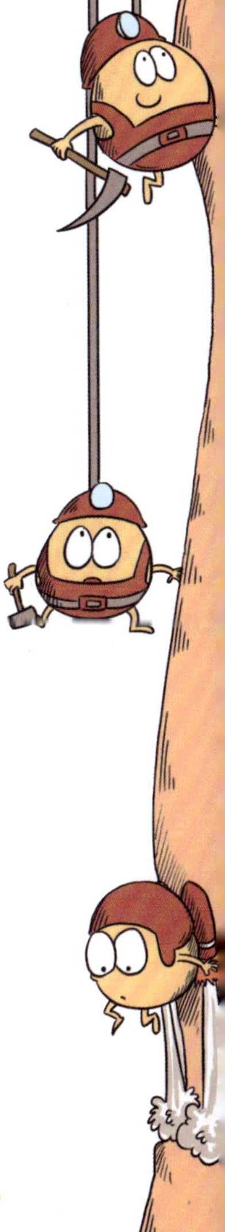

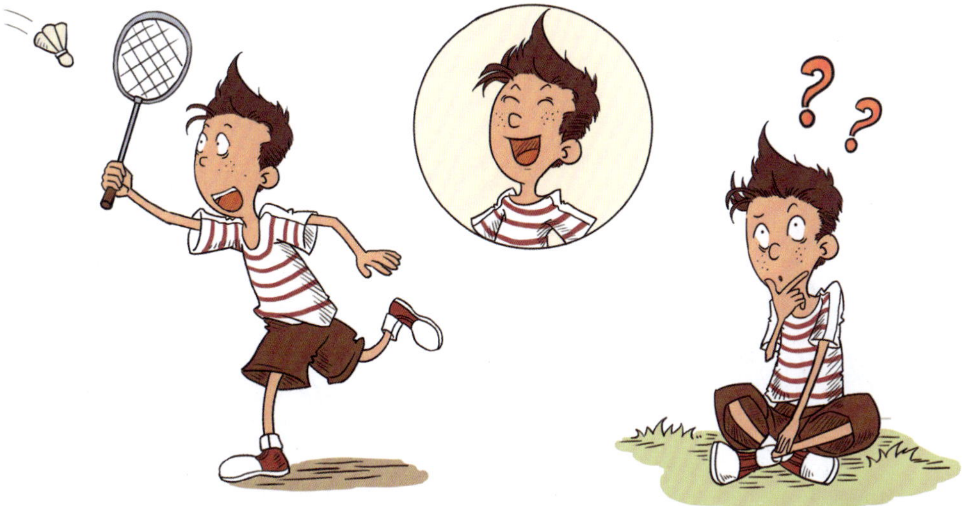

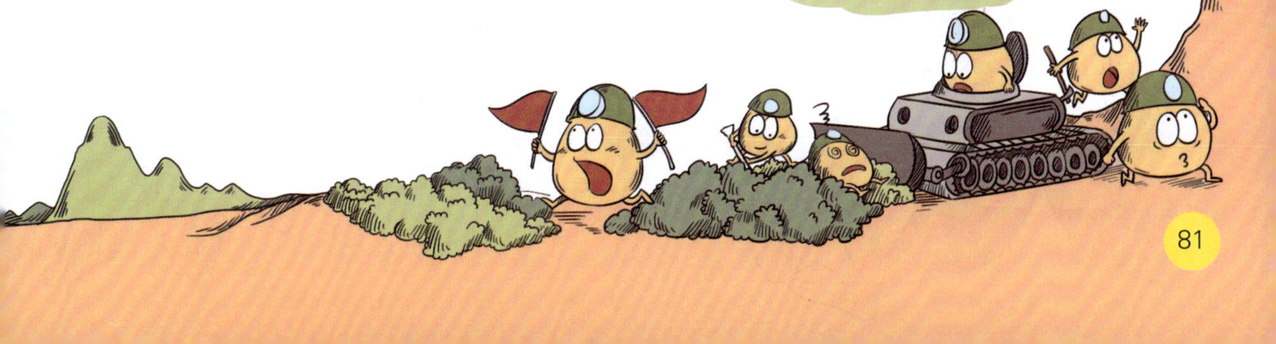

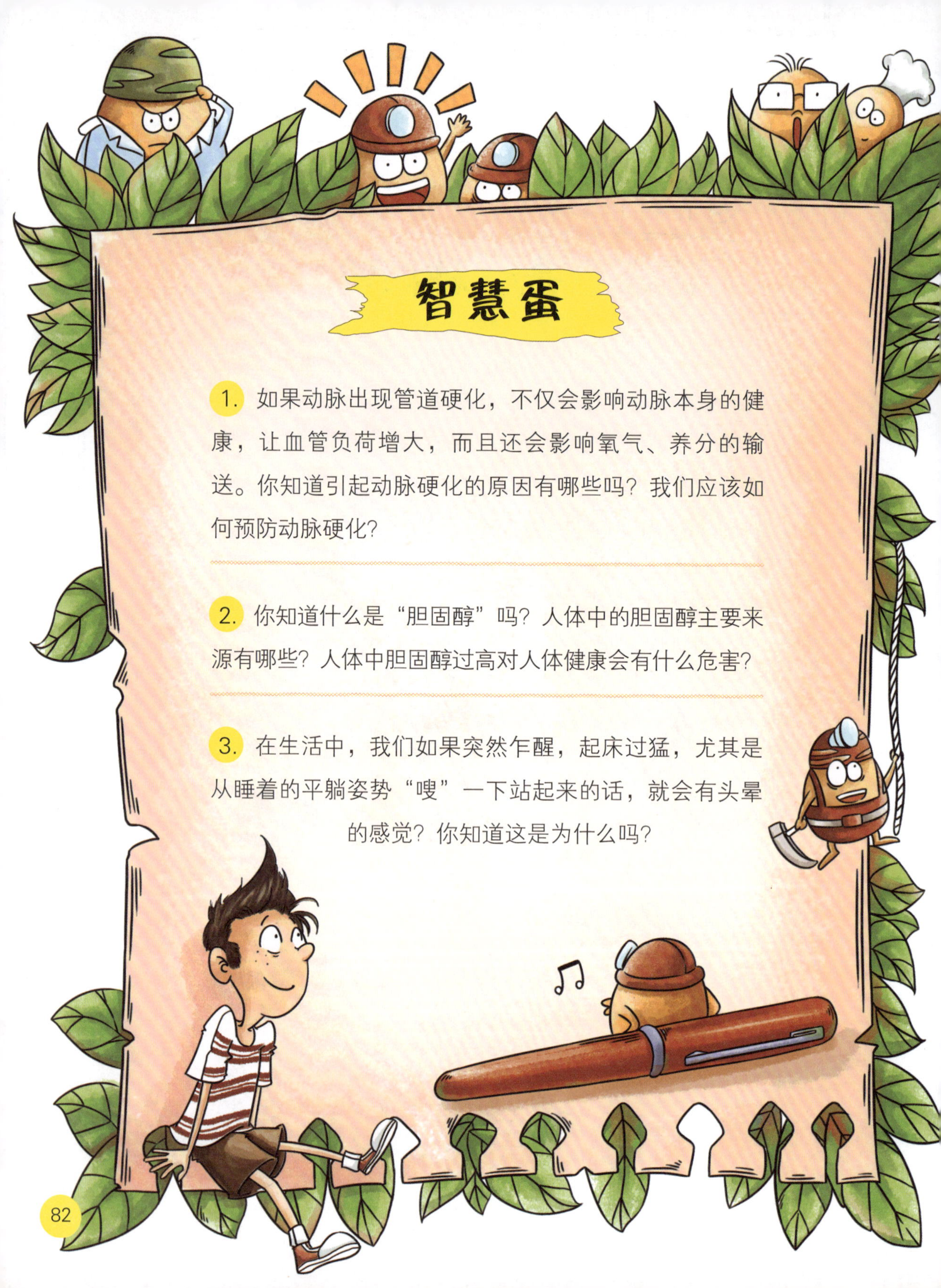

智慧蛋

1. 如果动脉出现管道硬化，不仅会影响动脉本身的健康，让血管负荷增大，而且还会影响氧气、养分的输送。你知道引起动脉硬化的原因有哪些吗？我们应该如何预防动脉硬化？

2. 你知道什么是“胆固醇”吗？人体中的胆固醇主要来源有哪些？人体中胆固醇过高对人体健康会有什么危害？

3. 在生活中，我们如果突然乍醒，起床过猛，尤其是从睡着的平躺姿势“嗖”一下站起来的话，就会有头晕的感觉？你知道这是为什么吗？

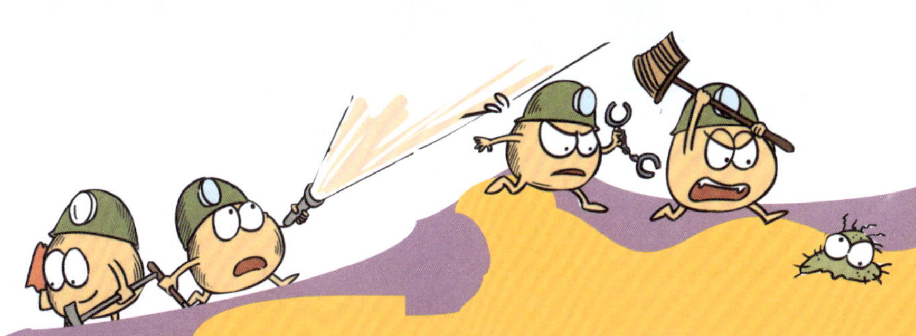

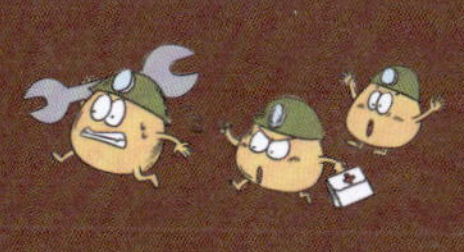

静脉：

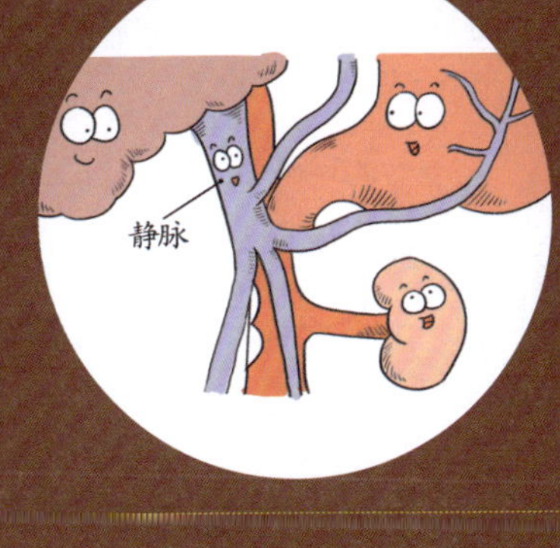

第六章

血液运输总部的废物回收管道

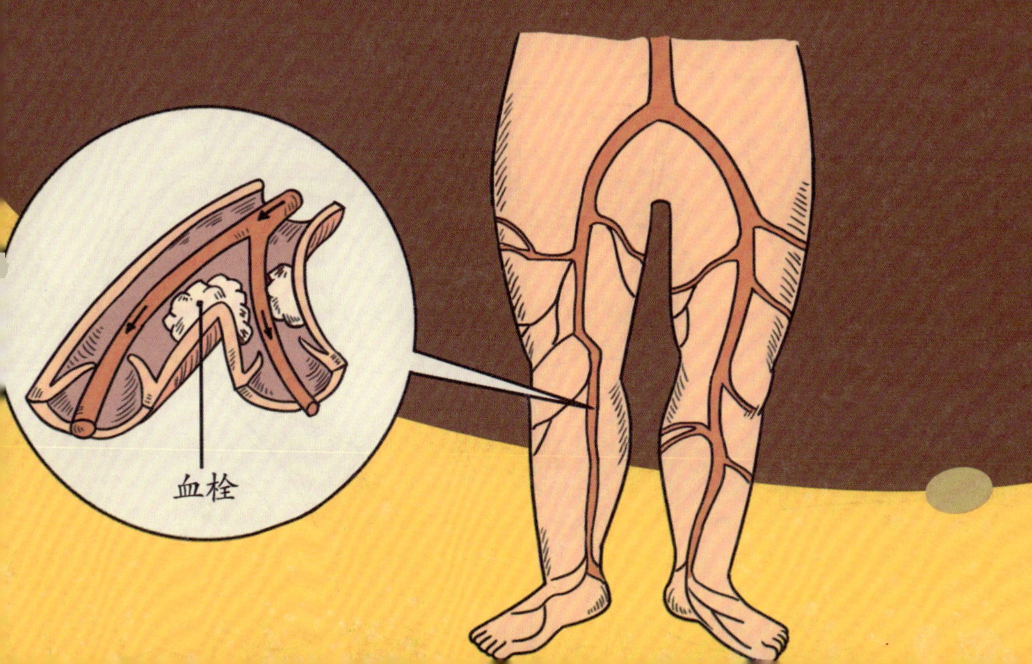

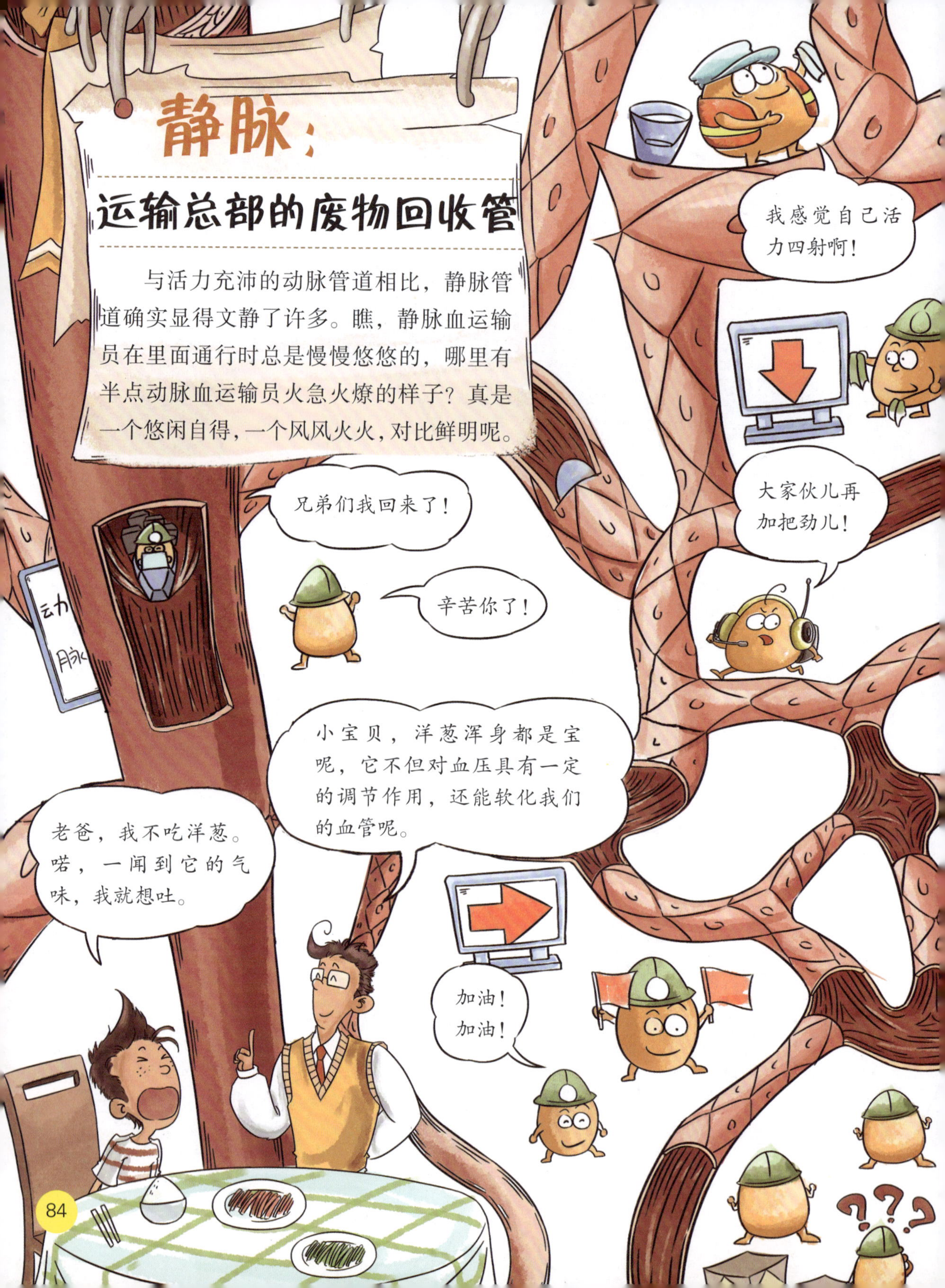
静脉：
运输总部的废物回收管
与活力充沛的动脉管道相比，静脉管道确实显得文静了许多。瞧，静脉血运输员在里面通行时总是慢慢悠悠的，哪里有半点动脉血运输员火急火燎的样子？真是一个悠闲自得，一个风风火火，对比鲜明呢。
我感觉自己活力四射啊！
兄弟们我回来了！
辛苦你了！
大家伙儿再加把劲儿！
动脉
小宝贝，洋葱浑身都是宝呢，它不但对血压具有一定的调节作用，还能软化我们的血管呢。
老爸，我不吃洋葱。喏，一闻到它的气味，我就想吐。
加油！加油！
???

哎哟喂，总算从狭小的毛细血管管道中钻出来了。
嘿嘿，这里的血液运输员好多哦，管道也超宽的。
哈哈，这里是静脉管道啊，因为管壁比较薄，所以整个管道看起来比动脉管道宽敞不少呢。
当心兄弟，你别急呀，跑那么快干什么呀？
静脉
别着急兄弟，这里的静脉血运输员可不像动脉血运输员那样急急急忙的，它们走得不快，你不会赶不上的。
你不知道，我刚从毛细血管那里领到一大批废料，我得赶紧将它们交给静脉血运输员呢。
而且啊，我们静脉管道里头二氧化碳、尿素等废料的含量很高，氧气超低，你跑快了，会难受呢。
废
废
可不是嘛，静脉管道是负责运送废物的血管哦。

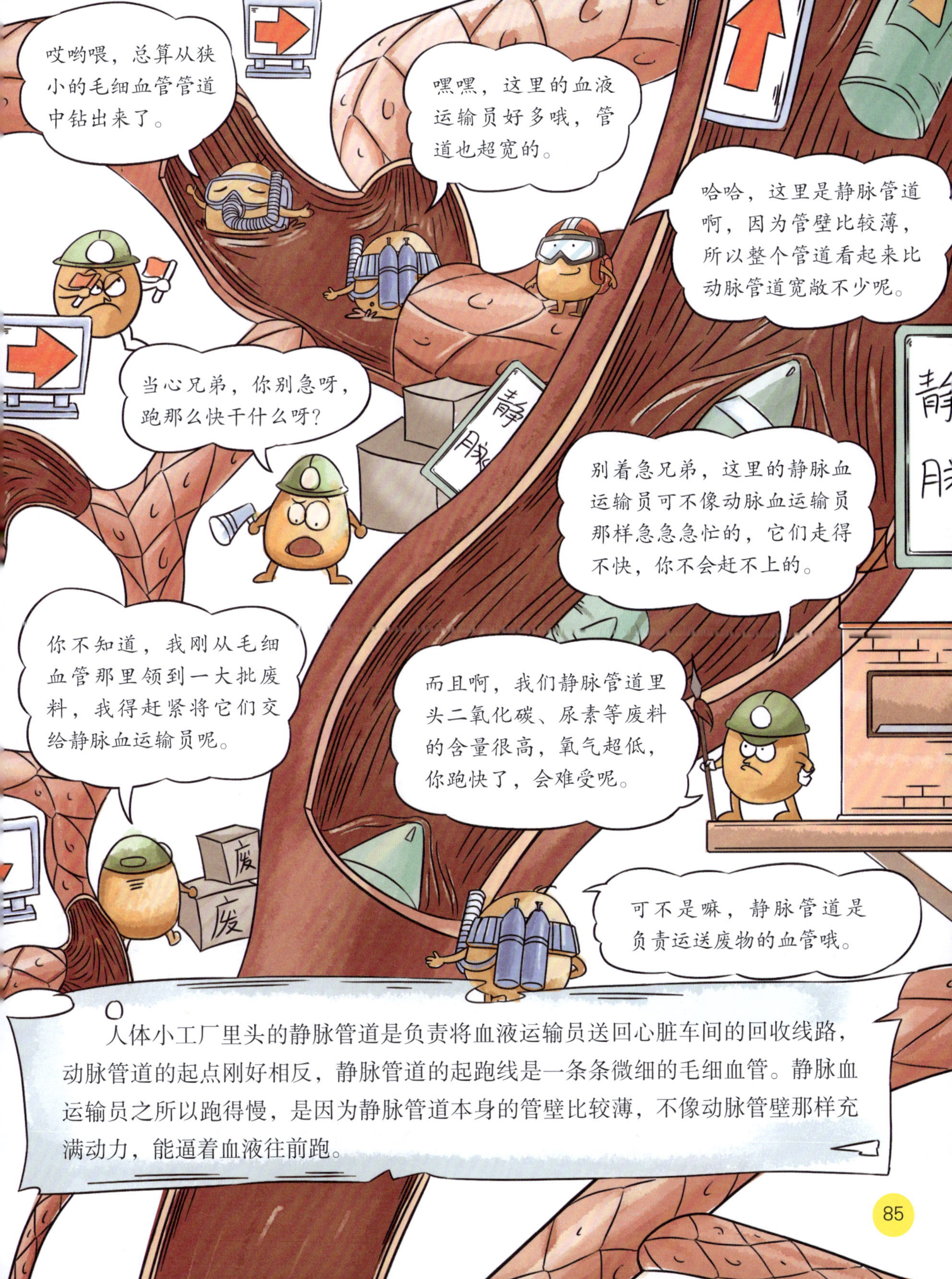

人体小工厂里头的静脉管道是负责将血液运输员送回心脏车间的回收线路，动脉管道的起点刚好相反，静脉管道的起跑线是一条条微细的毛细血管。静脉血运输员之所以跑得慢，是因为静脉管道本身的管壁比较薄，不像动脉管壁那样充满动力，能逼着血液往前跑。

静脉：

分工细致的血管家族

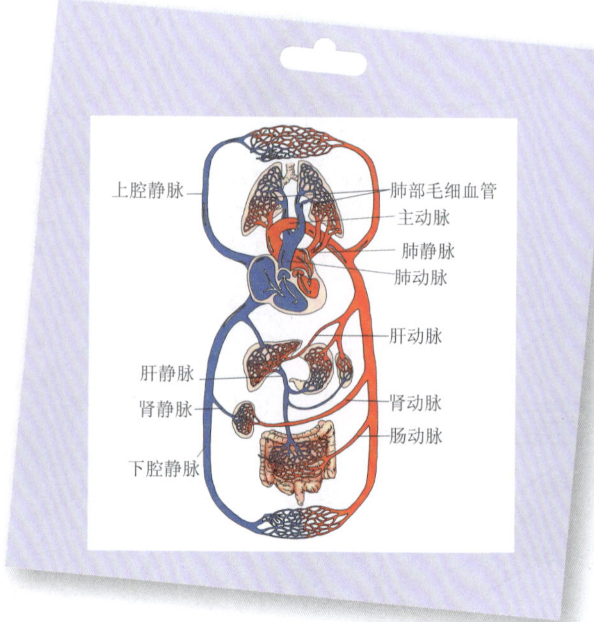

在人体小工厂里，遍布着很多很多的静脉管道，因此，为了方便不同部门的静脉血运输员进行集合，运输总部便特地将静脉管道分为几大部分，分别是肺静脉部、上腔静脉部、下腔静脉部和门静脉部等。

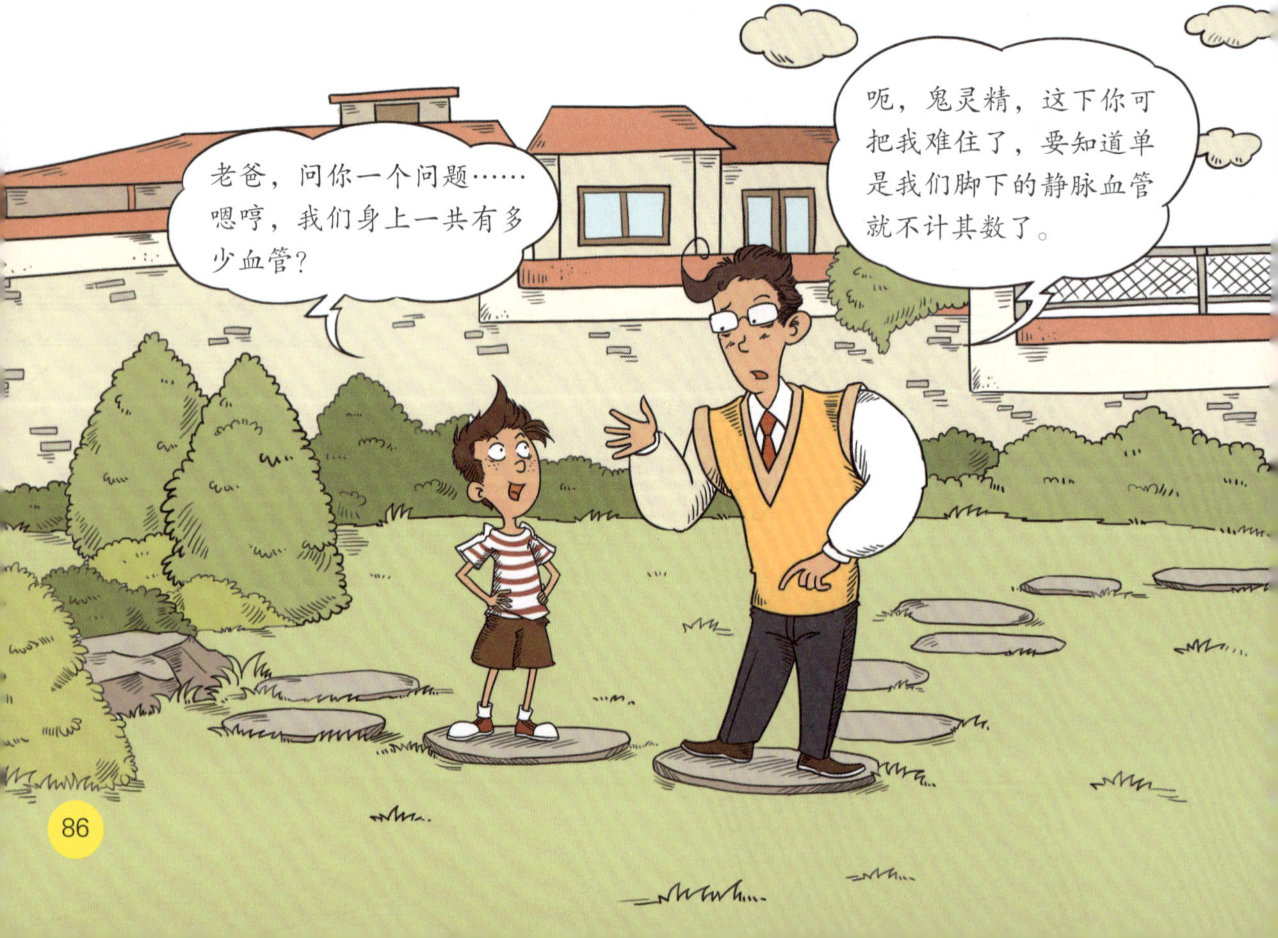

老爸，问你一个问题……嗯哼，我们身上一共有多少血管？

呃，鬼灵精，这下你可把我难住了，要知道单是我们脚下的静脉血管就不计其数了。

肺静脉部是一条条专门为肺循环铺设的与众不同的肺静脉管道，主要负责统筹管辖区域的动脉血运输员的回流问题，而其他几个分部则是体循环路线中的静脉管道分支。其中，上腔静脉部的管辖区域是头部、颈部、上肢和胸背位置；下腔静脉部则负责召集腹部位置以及下肢器官部门的静脉血运输员；人体小工厂的腹部位置有着“丰富的内涵”——内部拥有多个内脏部门，而且，每个内脏部门的代谢时间和产物又都不大一样。因此，为了将回流工作完成得更加精细，静脉管道特地在腹部位置多安置了一个门静脉部，专门负责召集腹部内消化管道、肠道、脾脏等内脏部门的静脉血运输员。

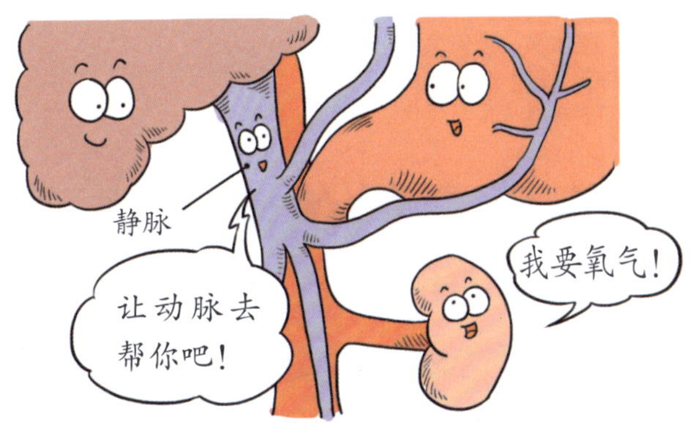

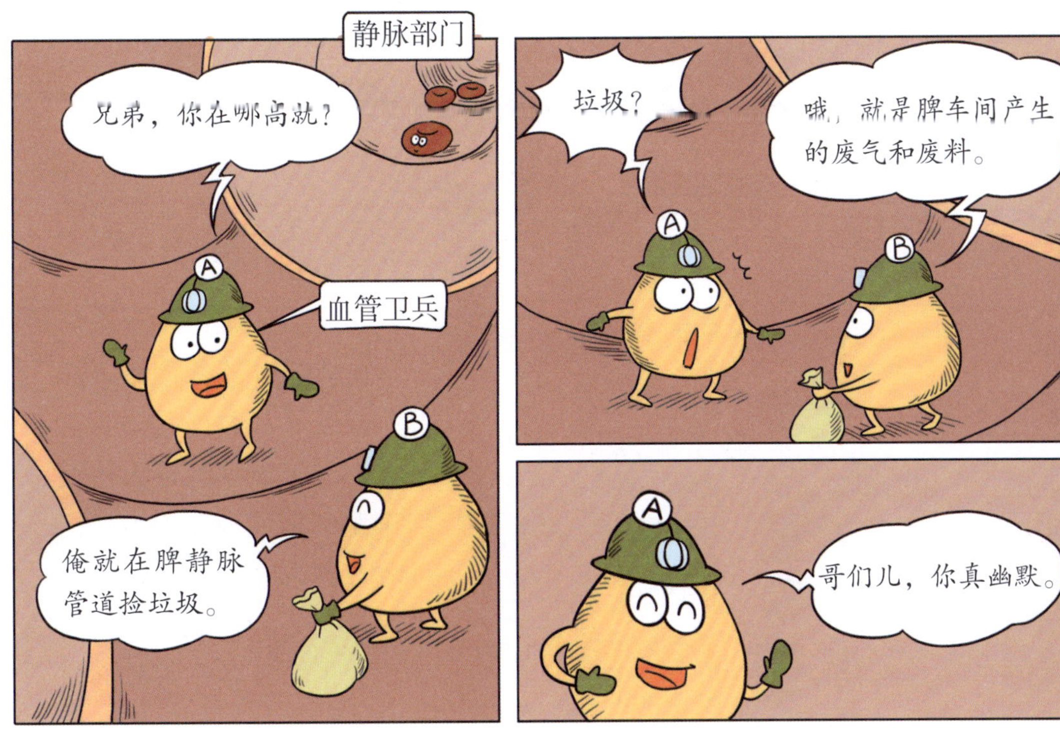

可见，静脉管道不仅是一个庞大的血管家族，而且还是一个分工极其精细的家族。

静脉：

人体废料的清道夫

老爸，你看，我手腕上的血管好明显，感觉都要爆裂了似的。
皮皮，那些是浅静脉，它们离皮肤本来就很近。
3

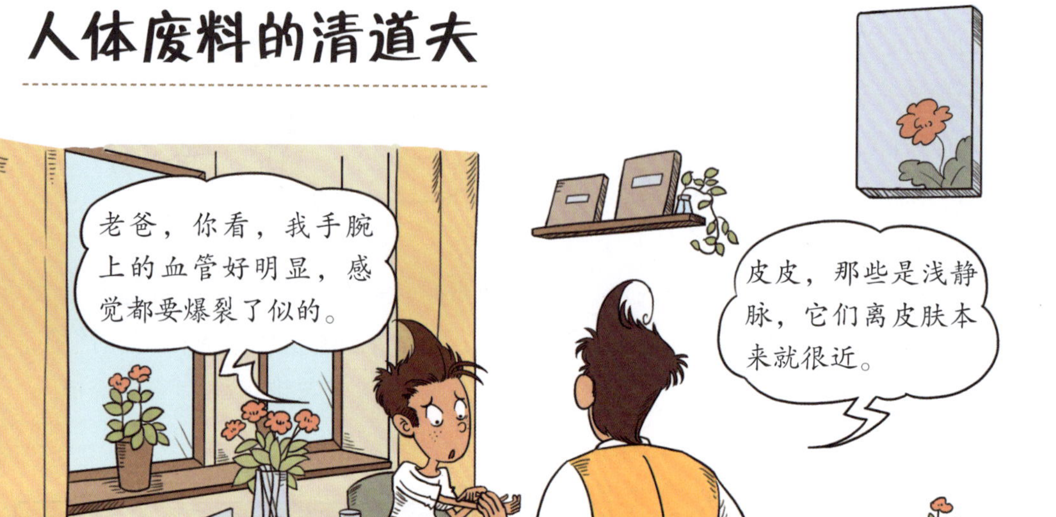

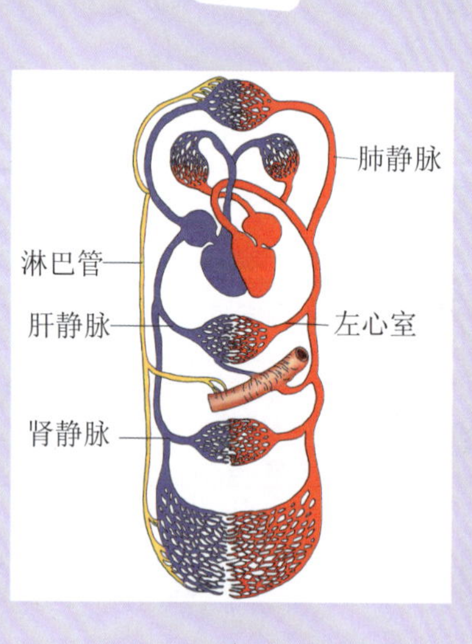

在体循环路线图中，静脉血就像是人体小工厂的“清道夫”，一天到晚给人体组织细胞“擦屁股”，为它们回收废料和废气，然后再经由静脉管道回流到心脏。因此，为了顾及各个人体部门的细胞代谢，静脉管道的铺设也是很有讲究的。

为了更好地服务于人体小工厂，负责设计体循环静脉管道线路的工程师特将静脉管道分为深静脉和浅静脉两套。其中，深静脉一般会在动脉管道附近，并与动脉管道相伴而行；而浅静脉就安装在比较靠近皮肤部门的浅筋膜内，比如，在我们的手腕处，就“爬”着几条青绿色的血管，而那些血管就是浅静脉。

而且，与动脉管道的设计一样，静脉管道也是有大有小、有主有次的。这不，根据管道内部直径的不同大小，静脉管道可分为大静脉、中静脉、小静脉和微静脉。不过，这些型号不同的静脉管道平滑肌与弹性组织的比例各不相同，因此，它们的管壁结构有着较大的差异。

静脉管道
哎，本以为监督慢吞吞的静脉血运输员是件容易事儿，没想到累死人。
就是，静脉管道太多了，我要累趴了。
注意，注意，前面是小静脉。
血管卫兵
哎，刚跑完一圈，又要从头开始。我好想歇一分钟，不，一秒钟！
走吧，一切为了主人，他好，我们才会好。

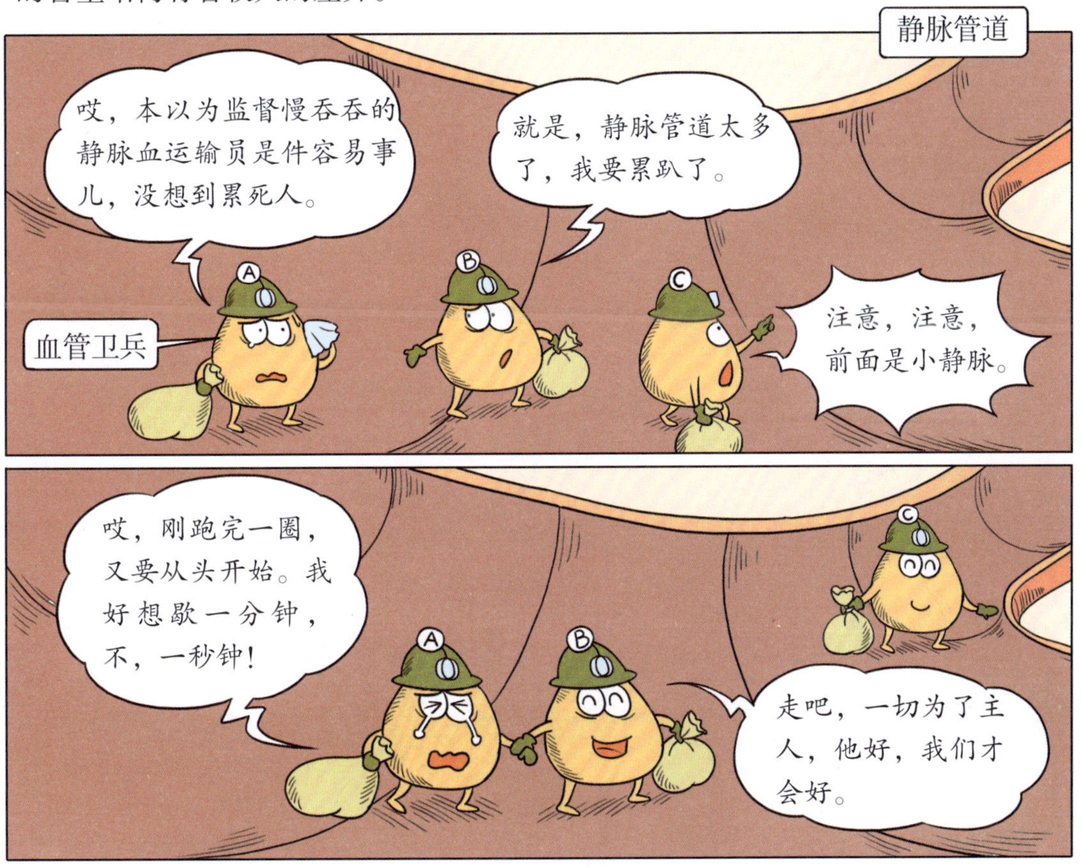

为了完美地完成人体小工厂布下的任务，静脉家族可谓费尽了心思，这不，它们不但有着精巧的设计结构，而且行事低调到极致，只安安静静、尽职尽责地做起了“清道夫”。

静脉瓣：静脉的防倒流安全阀

静脉瓣是两片长得像半月的小薄片，它们会“成双成对”地嵌在静脉管道的内膜上，像极了一扇对开的闸门。而且，静脉瓣的铺设密度非常高，除了内脏部门、大脑车间和头部、颈部等位置的大多数管道内设有静脉瓣外，人体小工厂其余部位的静脉管道都布有很多静脉瓣。

静脉
毛细血管
动脉
老爸，太神奇了，血液竟然能反地心引力。瞧，脚部的血液沿着静脉竟然能完好无损地返回心脏！
哈哈……皮皮，不是你想的那样，那是因为静脉里有静脉瓣，它可是能防止管道中的血液倒流的。
人体三种血管模式图

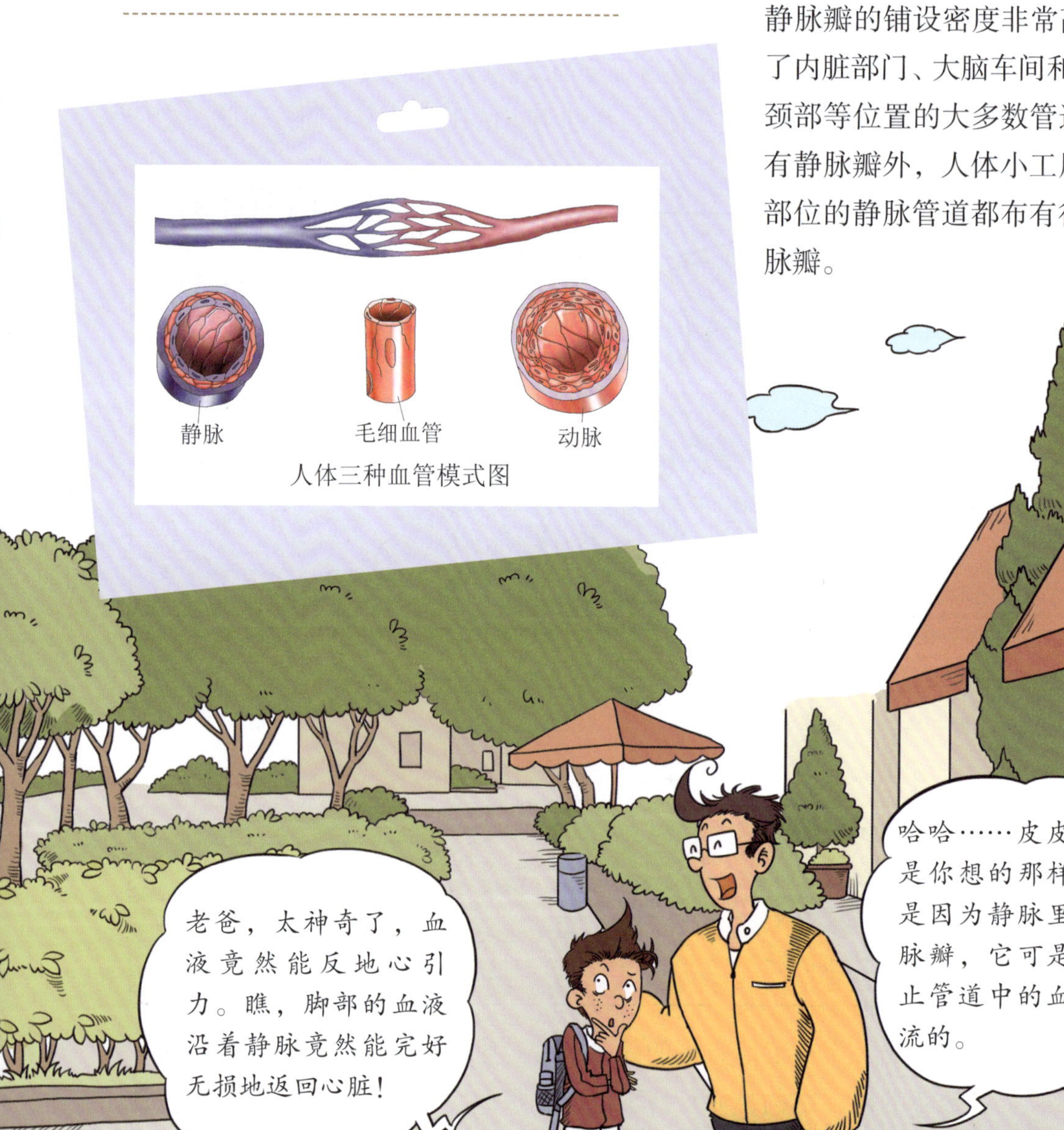

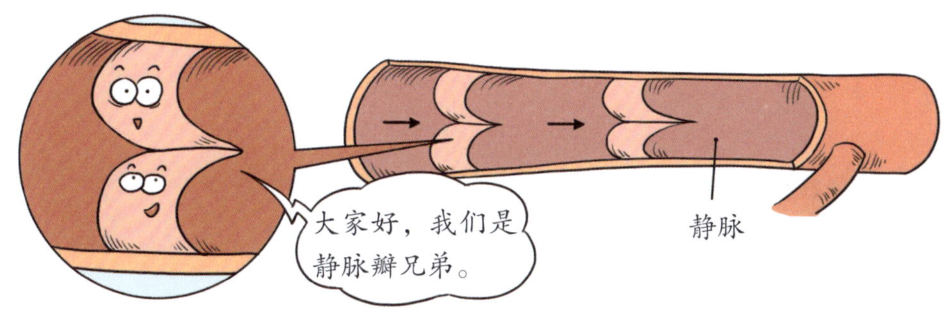

静脉瓣是一对脾气有点古怪的闸门，它们只能单向开启，而且只朝心脏车间的方向打开。比如，从小工厂各处出发的静脉血运输员，若是它们朝着心脏车间方向走，那么，静脉瓣大门便随时都会打开，欢天喜地地迎接它们；可若是有些糊涂的运输员想逆向而行，打算从心脏方向去各部门“串门”，那么，很抱歉，静脉瓣会一心把守，根本就不给它们出行的机会。这是为什么呢？原来呀，静脉瓣是为了确保静脉血运输员能顺利地回流到心脏车间，这才不惜“得罪人”的。

喂，开门呢，
赶紧让我过去。
兄弟，省省吧，
你走错方向了。
静脉瓣是不会让
你过去的。
血管卫兵
注意，注意，
来了一大波静
脉血运输员。
静脉车间
咦，门开了？
好奇怪！
小兄弟，记住，
静脉瓣门只朝心
脏车间方向打开。
呃，规矩真多。

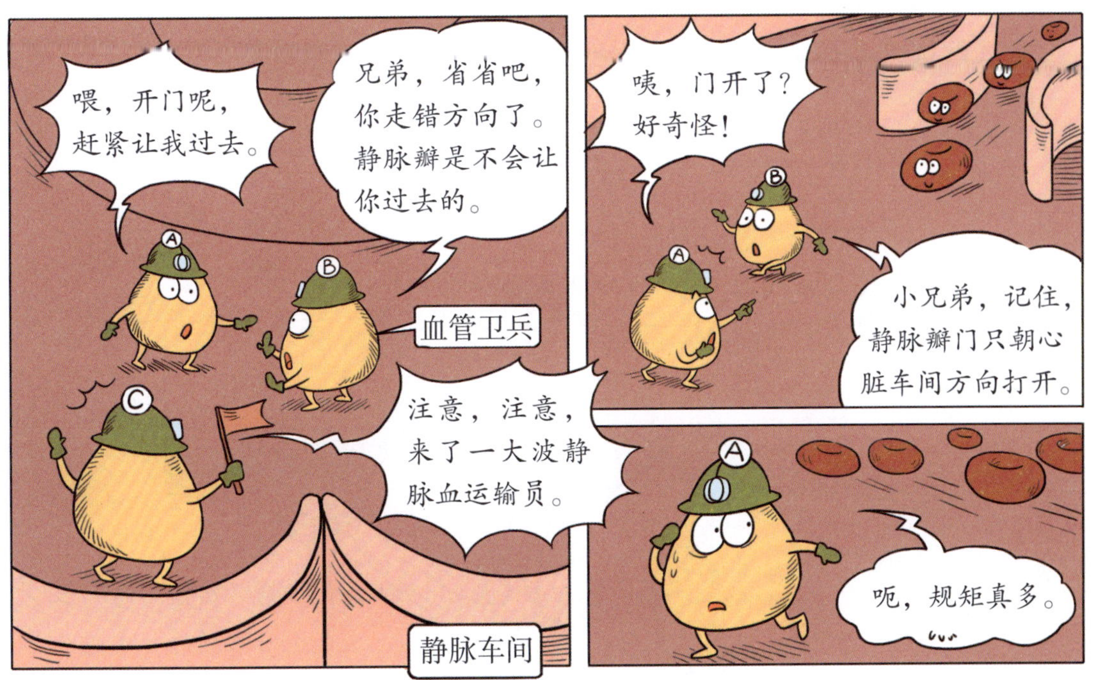

因此，静脉瓣就像是静脉管道里特有的一道保险闸门，专门负责防止血液倒流呢。

肺静脉：

动脉血的回归之路

“动脉里是动脉血运输员，静脉里是静脉血运输员”这一点，在肺循环路线图内则是刚好相反的。确实，肺静脉管道里“布满”了动脉血运输员，而且还是刚从肺车间获得大量新鲜氧气的优秀动脉血运输员。

O_2
CO_2
肺泡
CO_2
O_2
红细胞
微血管
老爸，生物老师说我们看到的血管都是静脉，因为静脉里流的是静脉血，血液颜色比较深。
嗯，是呀。不过，宝贝，你要清楚，并不是所有的静脉里流的都是静脉血，像肺静脉里流的就是动脉血。

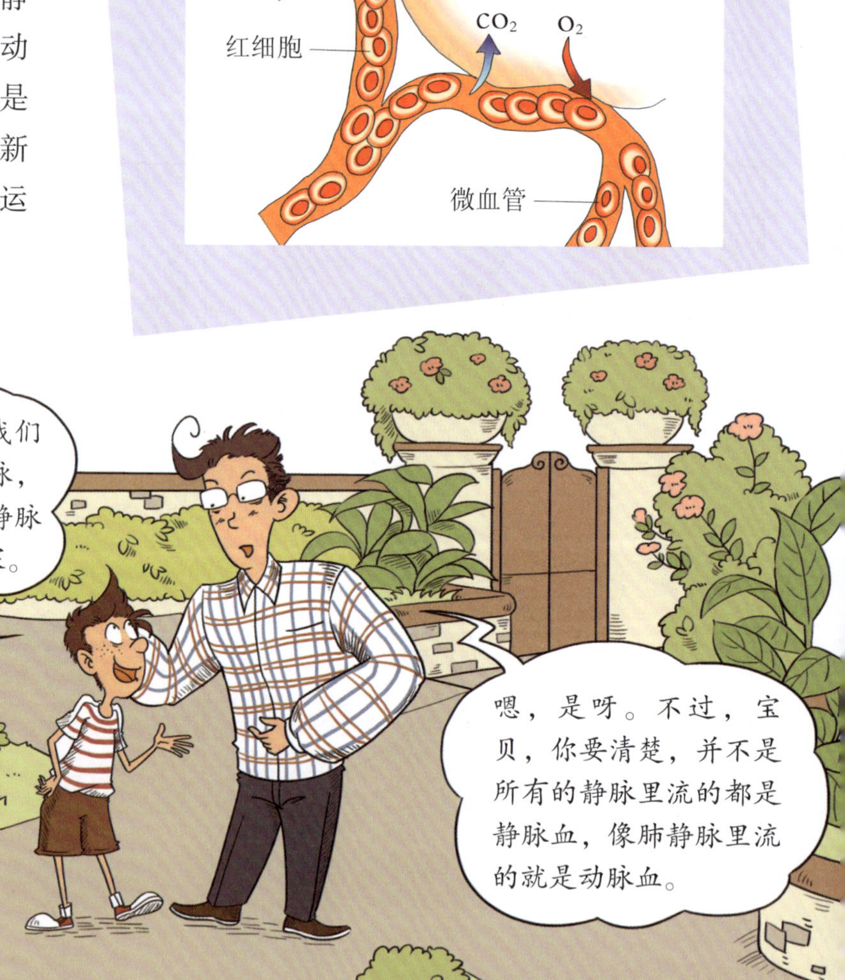

在人体小工厂，心脏车间利用与右心室连接的肺动脉管道，成功地将体循环中的静脉血运输员输送到肺车间，紧接着，那些运输员们便会在肺泡交换仓内获取到新鲜的氧气，从而摇身一变成为动脉血运输员。不过，自古“好汉不走回头路”，所以，成功蜕变为动脉血的运输员们便沿着肺车间的出口管道——肺静脉，浩浩荡荡地一路回流到心脏车间。

左心室车间
哟，一大波血液运输员从肺静脉管道奔过来了。
血管卫兵
记住，我们只放行含氧丰富的动脉血运输员。
兄弟，看你来的方向，该是静脉血运输员吧，对不起，你不能从这里走。
呃，你是新来的吗？我们可是如假包换的动脉血运输员。
哈哈，它确实是新来的。老兄，一路辛苦，请进，请进！

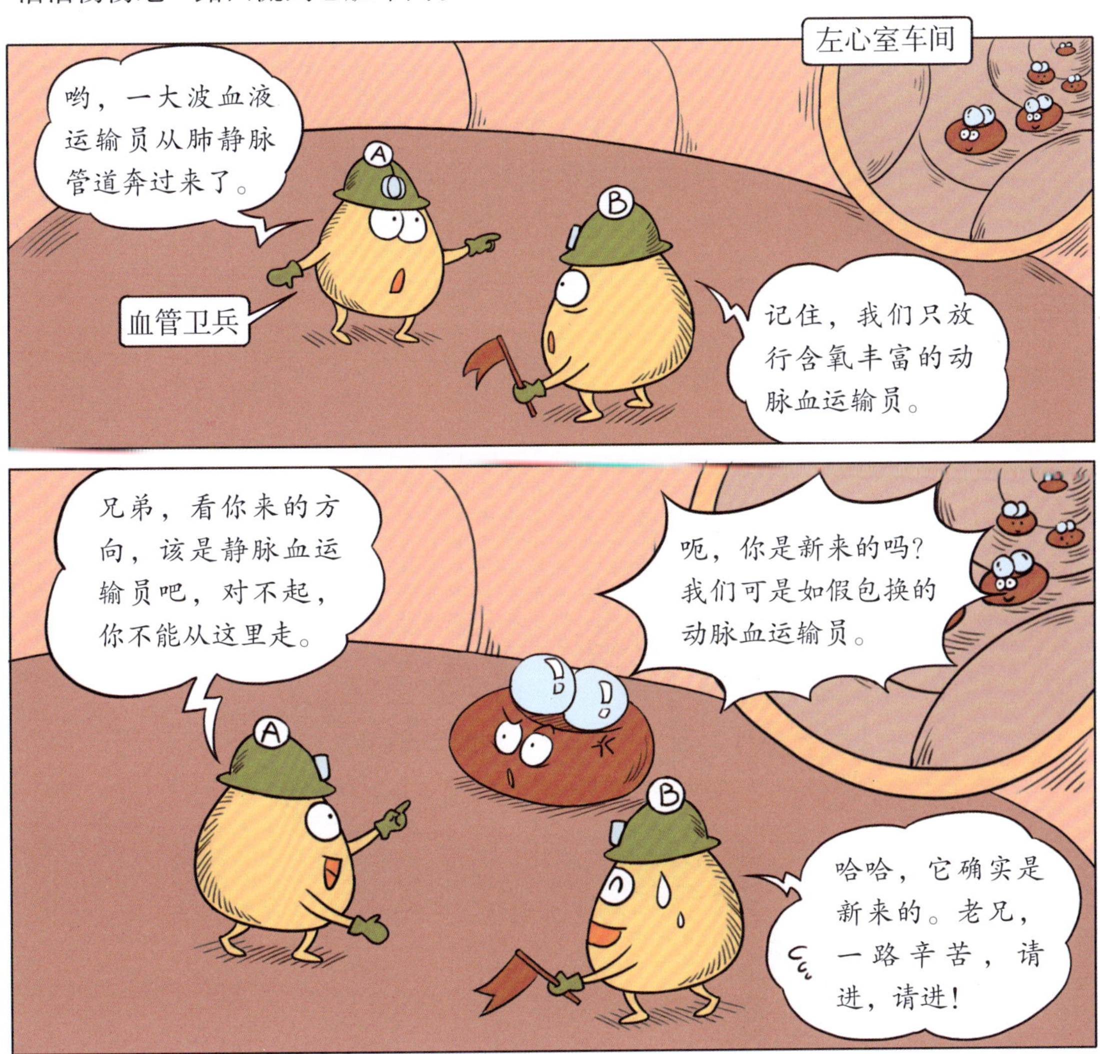

肺静脉是静脉管道中最特殊的一员，而且，也正因为它放行的是动脉血运输员，它才被运输总部誉为“动脉血的回归之路”。

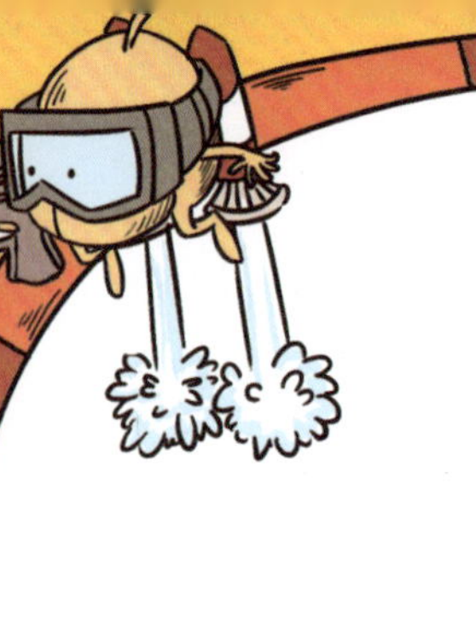

什么是地心引力

地心引力，是针对地球而言的，即地球对存在于自身表面物体的一种作用力。而且，根据牛顿万有引力定律可知，任何有质量的两种物质之间都有引力。比如，以一个苹果举例，地球每时每刻都会对苹果表现出引力，而苹果也同时对地球表现出引力。但是，地球的质量过于庞大，因此，它对苹果的引力便也表现得非常“强大”，自然而然地，它便将苹果吸引过去了，而这个力就是地心引力。

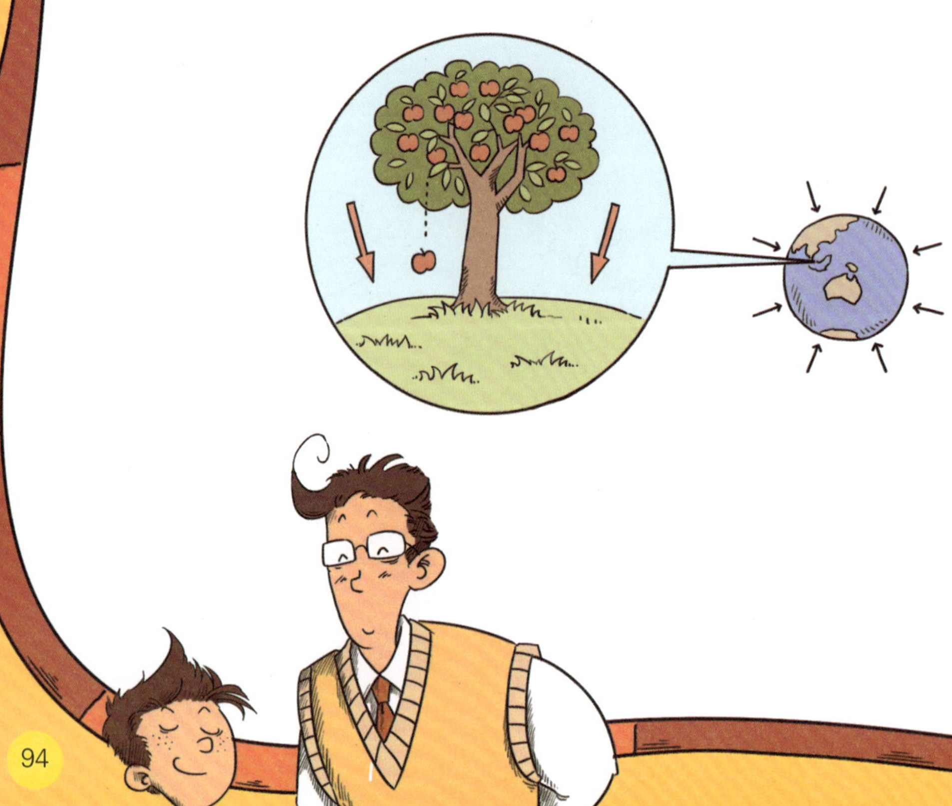

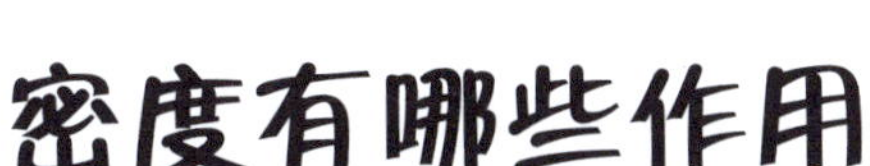

密度有哪些作用

密度是一个物理学术语，即物质单位体积的质量，而且，在密度家族，还存在这样一则规律：不论什么物质，不管它处于何种状态，它的体积或密度都会随着压力、温度的变化而变化。那么，如此“善变”的密度又有哪些方面的作用呢？

（1）农业方面：比如，可利用密度判断土壤的肥力。

（2）工业方面：比如，在铸造业，可根据模子的容积和金属的密度估算出所需要的金属量。

（3）科学方面：比如，可鉴别某种物质是由哪些材料组成的。

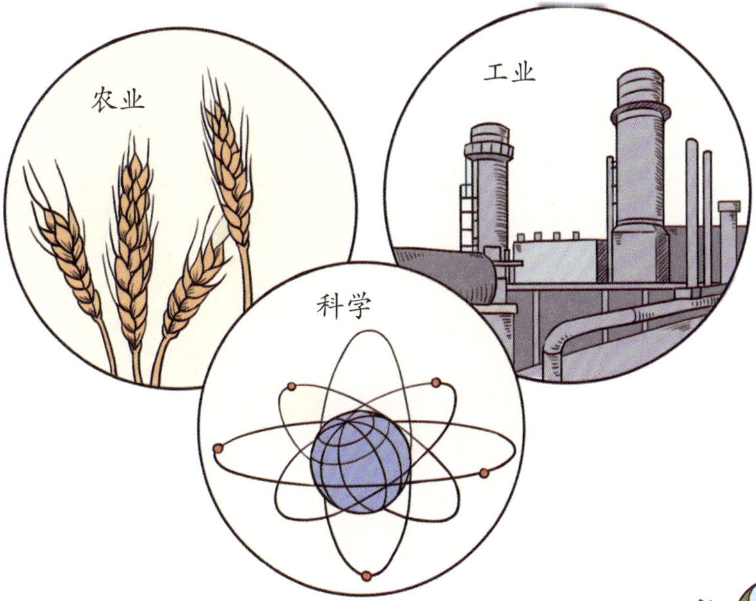

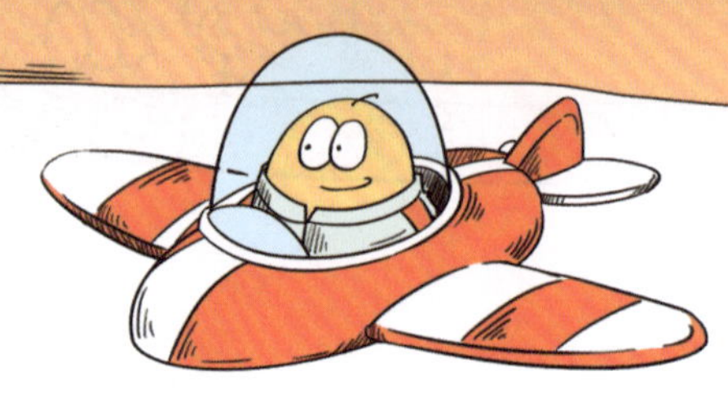

细胞代谢的方式

在生物体内，会发生一系列维持生命的有序化学反应，而我们便把这类化学反应称为代谢，或细胞代谢。而且，细胞代谢通常被分为两大类：即分解代谢和合成代谢。

（1）分解代谢：对大分子进行分解，从而获得能量，比如，细胞呼吸。

（2）合成代谢：可利用能量合成细胞中的各个组分，比如，蛋白质、核酸等。

因此，细胞代谢通常又被认为是生物体不断进行物质和能量交换的过程。

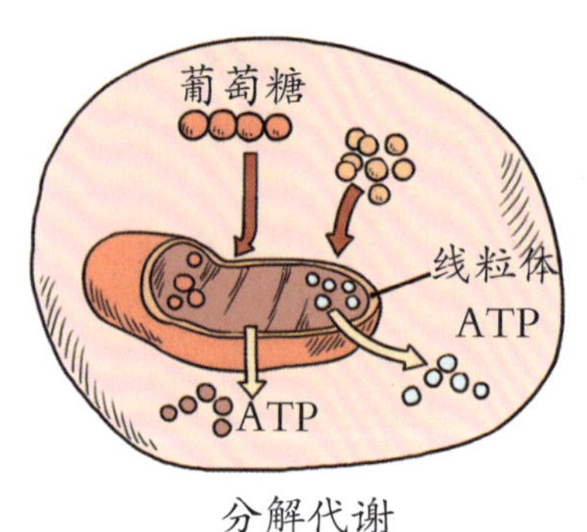

分解代谢

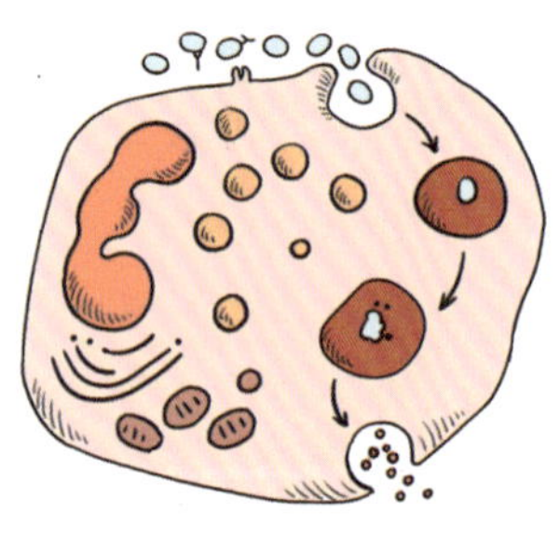
合成代谢

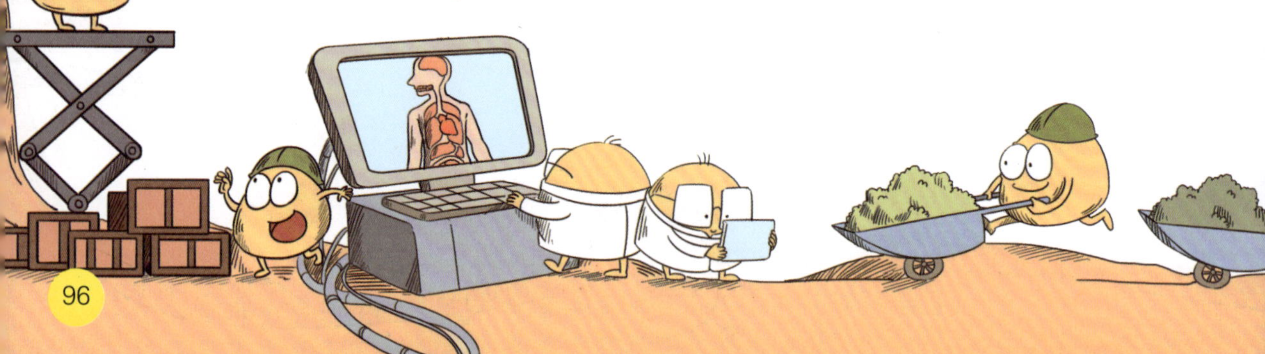

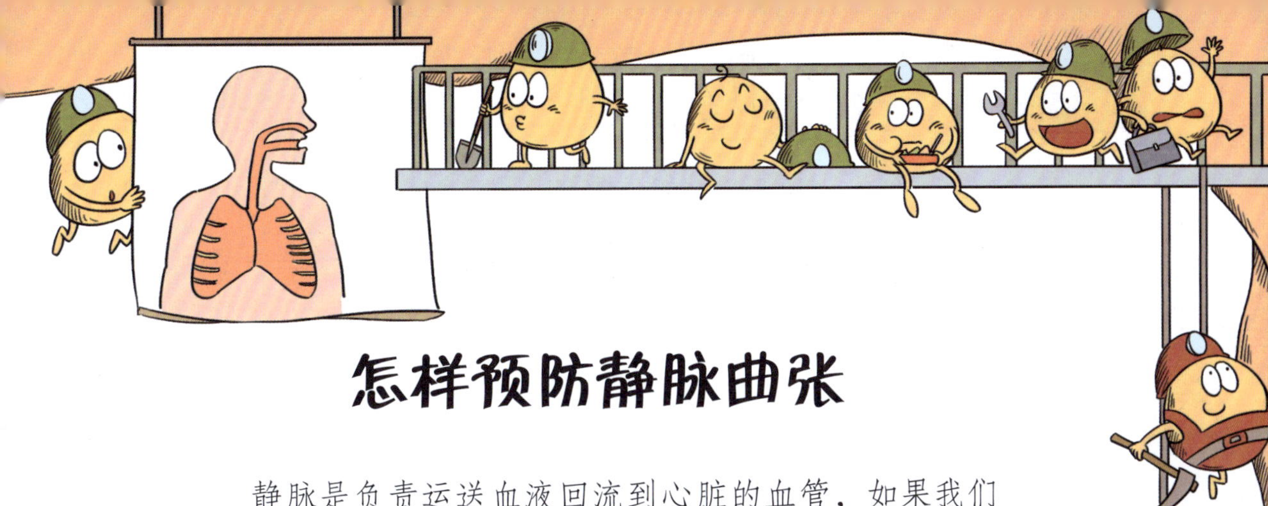

怎样预防静脉曲张

静脉是负责运送血液回流到心脏的血管，如果我们忽视对静脉血管的养护，便很容易引发静脉曲张等常见静脉系统疾病，比如，常见的痔疮便是一种静脉曲张。那么，我们该如何预防静脉曲张呢？

（1）对于那些肥胖的人群来说，应该适当地进行减肥。

（2）对于那些长期从事重体力劳动，或是长期站立工作的人群来说，最好穿弹性较好的袜套。

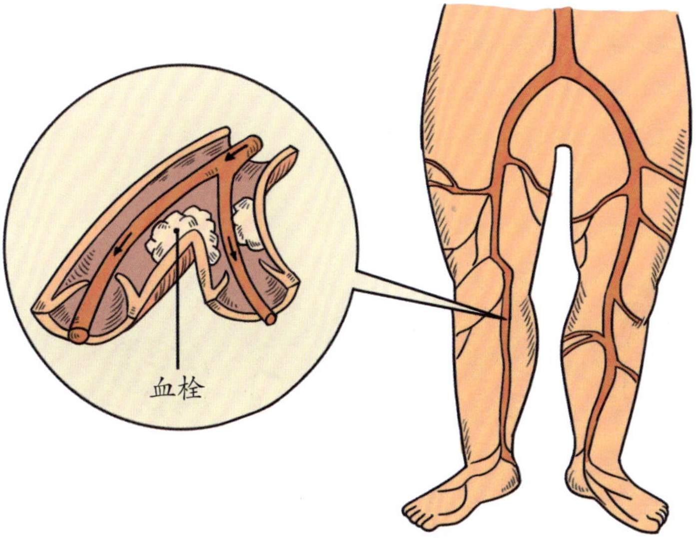

血栓

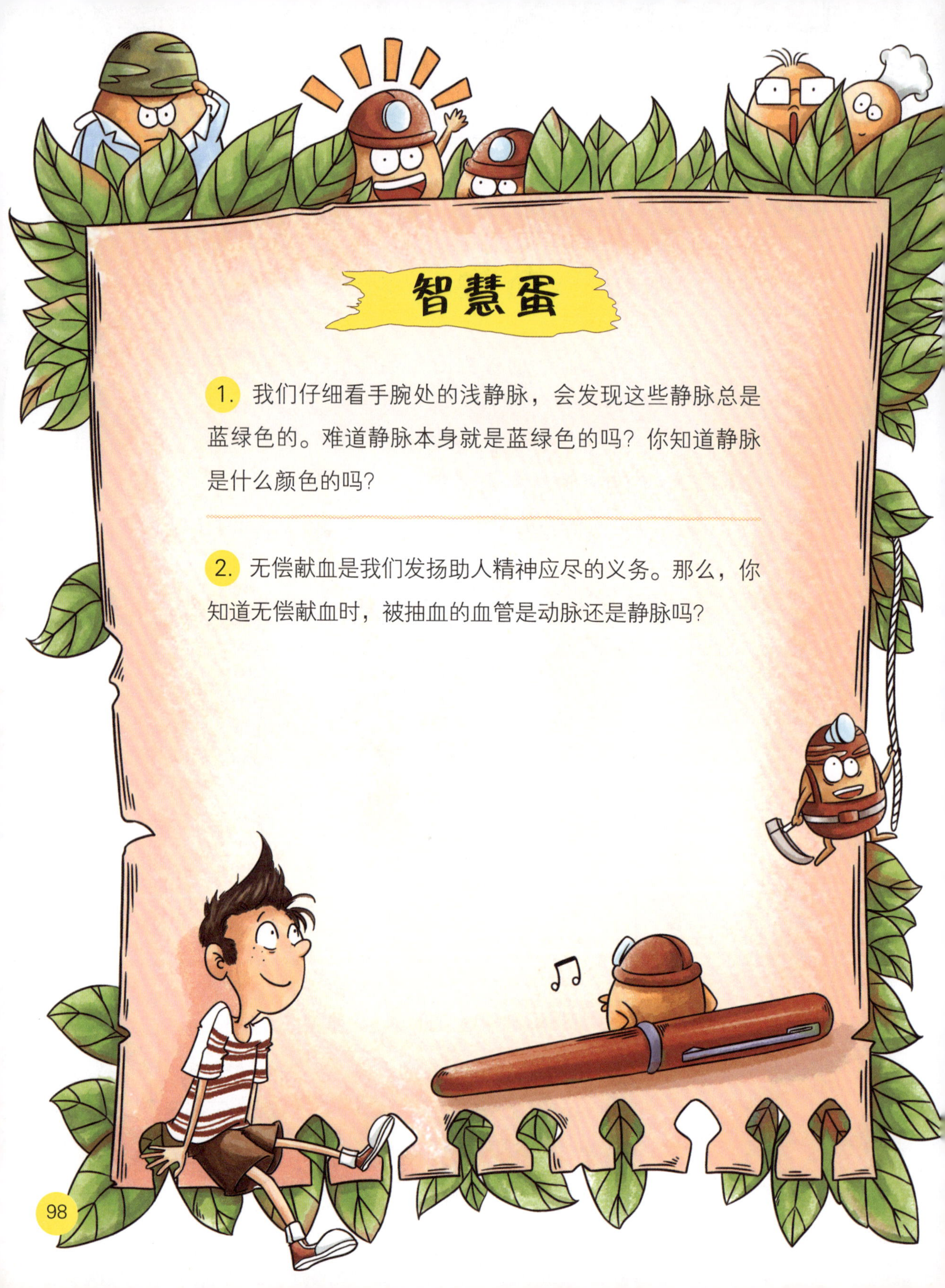

智慧蛋

1. 我们仔细看手腕处的浅静脉，会发现这些静脉总是蓝绿色的。难道静脉本身就是蓝绿色的吗？你知道静脉是什么颜色的吗？

2. 无偿献血是我们发扬助人精神应尽的义务。那么，你知道无偿献血时，被抽血的血管是动脉还是静脉吗？

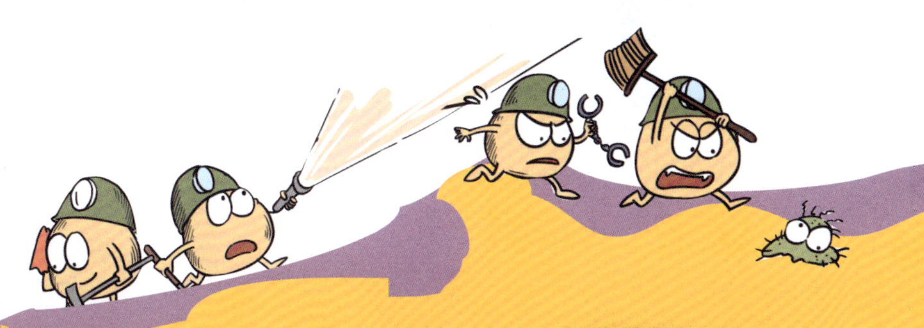

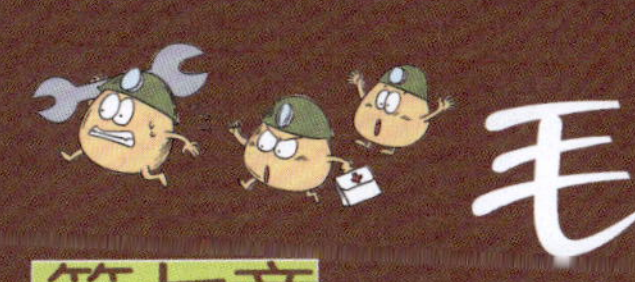

毛细血管:

第七章

血液运输总部的物资交换台

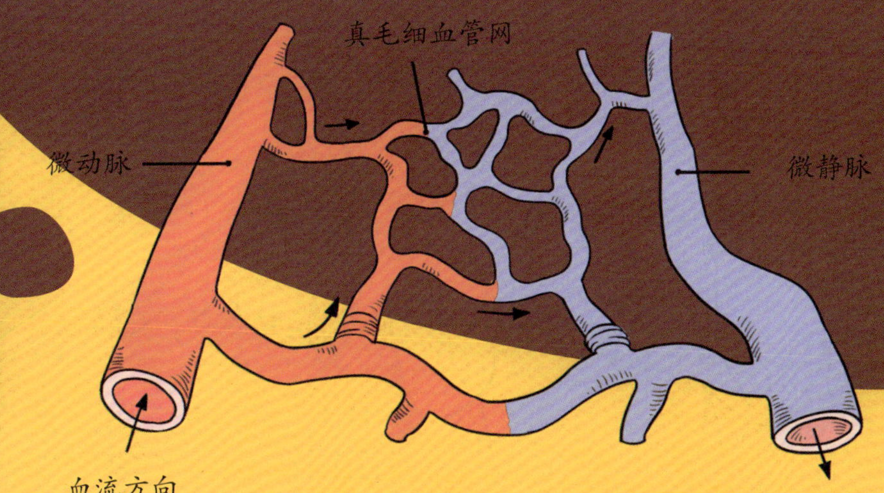

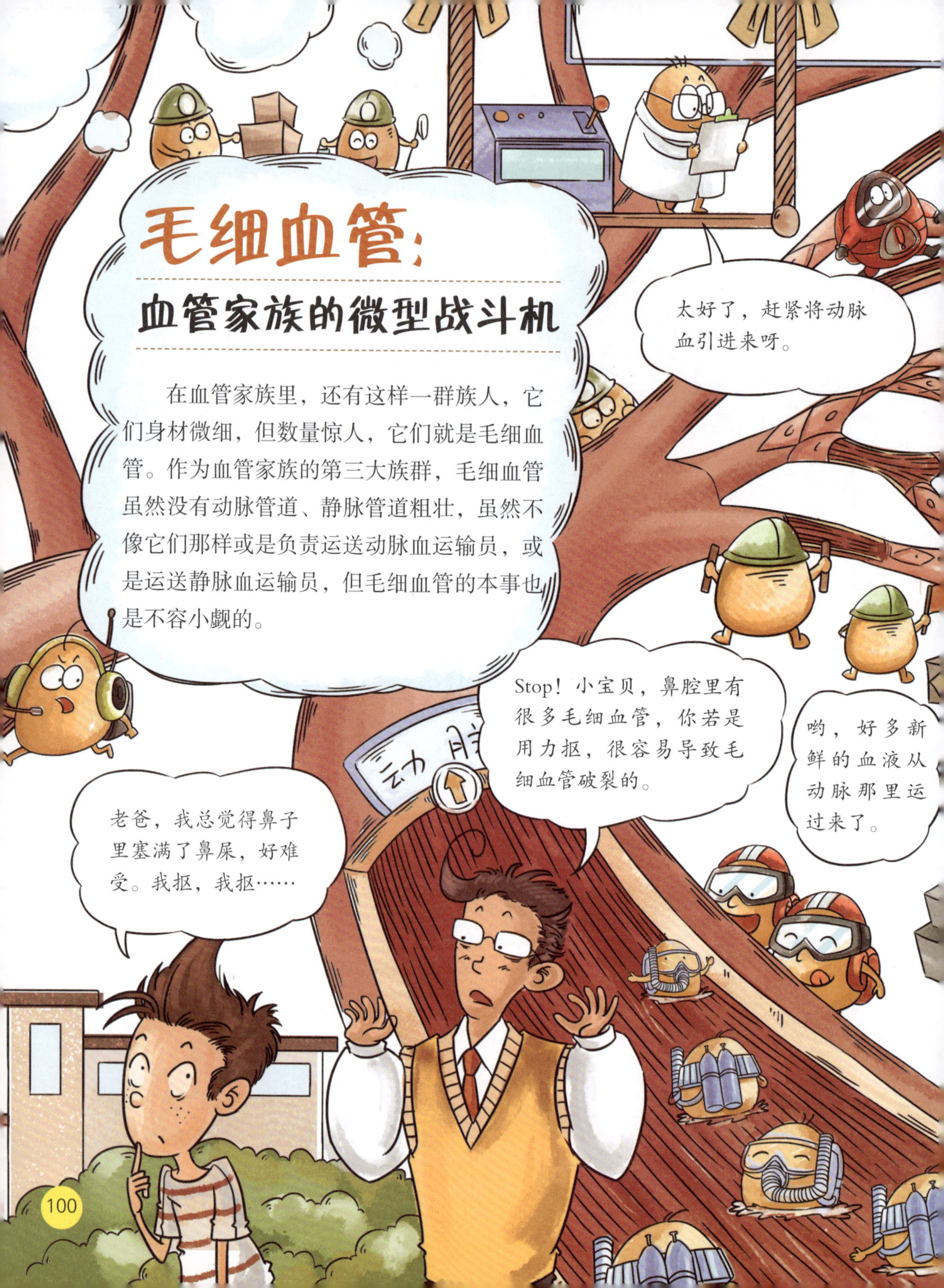
毛细血管：
血管家族的微型战斗机
在血管家族里，还有这样一群族人，它们身材微细，但数量惊人，它们就是毛细血管。作为血管家族的第三大族群，毛细血管虽然没有动脉管道、静脉管道粗壮，虽然不像它们那样或是负责运送动脉血运输员，或是运送静脉血运输员，但毛细血管的本事也是不容小觑的。
太好了，赶紧将动脉血引进来呀。
Stop！小宝贝，鼻腔里有很多毛细血管，你若是用力抠，很容易导致毛细血管破裂的。
哟，好多新鲜的血液从动脉那里运过来了。
老爸，我总觉得鼻子里塞满了鼻屎，好难受。我抠，我抠……

动脉血进来我们毛细血管之后，就会在我们的管道里游走。
这位动脉血运输员，这里的细胞伙伴缺氧呢。
我们的管壁通透性超强，动脉血运输员能随时透过我们的管壁将氧气和养分转送给我们附近的细胞伙伴。
哎哟喂，这位血液运输员已经将氧气和养分贡献出来了，你赶紧往另一边跑吧。
毛细血管
静脉
这里是毛细血管管道，别看我们管道小，我们的作用超大的。
嘿嘿，可不是嘛，大家看，我们左边是动脉管道，右边是静脉管道。
贡献完氧气和养分的血液运输员，从朝这个方向来吧，这里有出口，通往静脉管道呢。

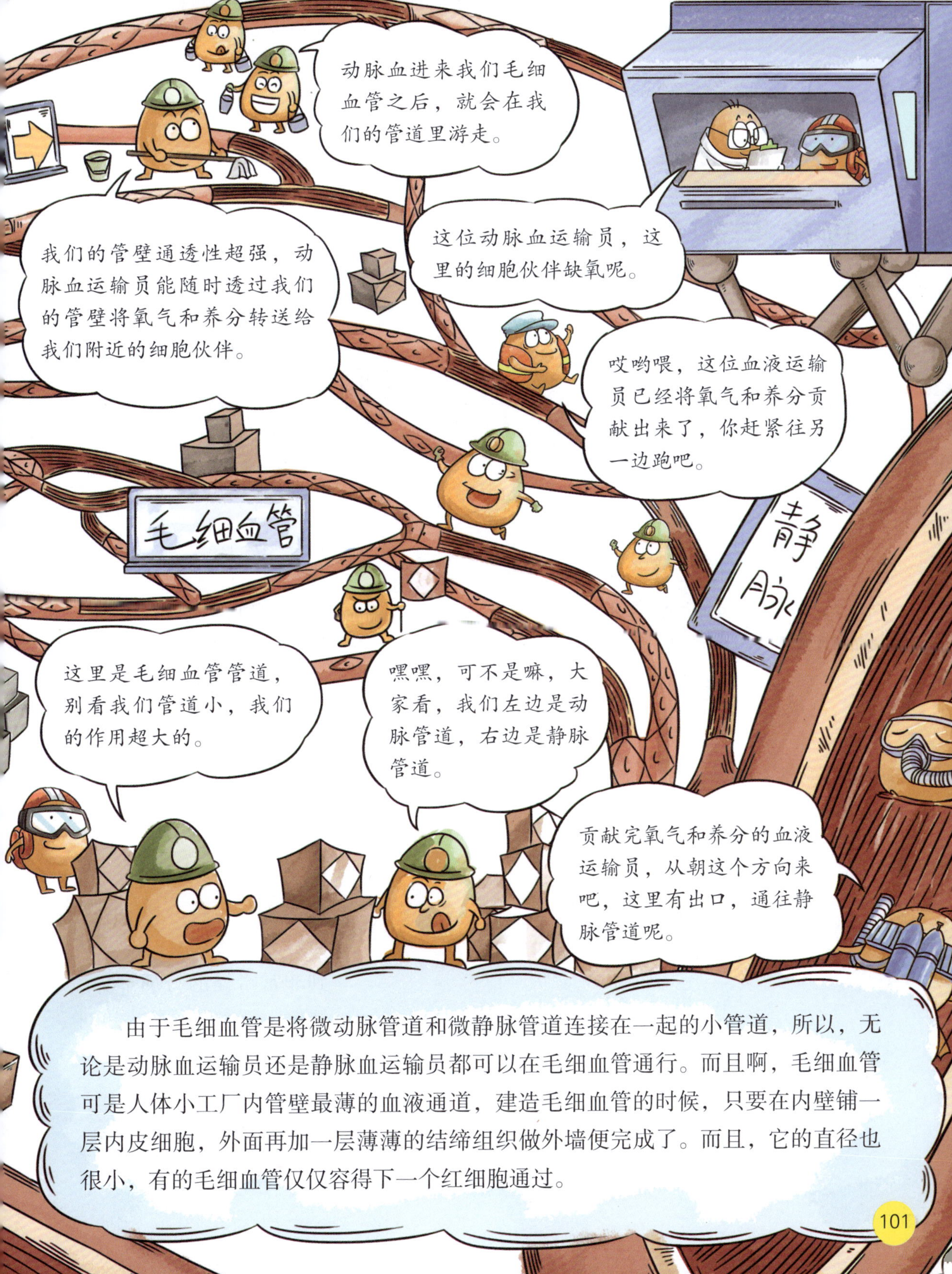

由于毛细血管是将微动脉管道和微静脉管道连接在一起的小管道，所以，无论是动脉血运输员还是静脉血运输员都可以在毛细血管通行。而且啊，毛细血管可是人体小工厂内管壁最薄的血液通道，建造毛细血管的时候，只要在内壁铺一层内皮细胞，外面再加一层薄薄的结缔组织做外墙便完成了。而且，它的直径也很小，有的毛细血管仅仅容得下一个红细胞通过。

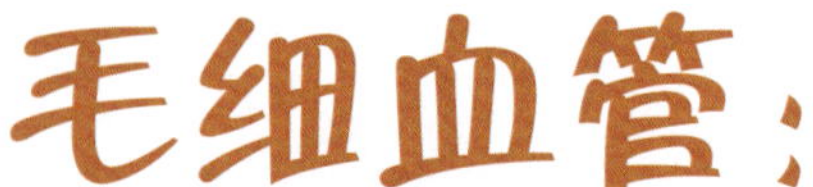

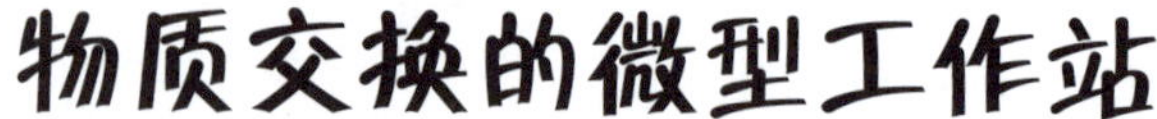

老爸，为什么一到冬天，我的鼻子就容易出血呢？

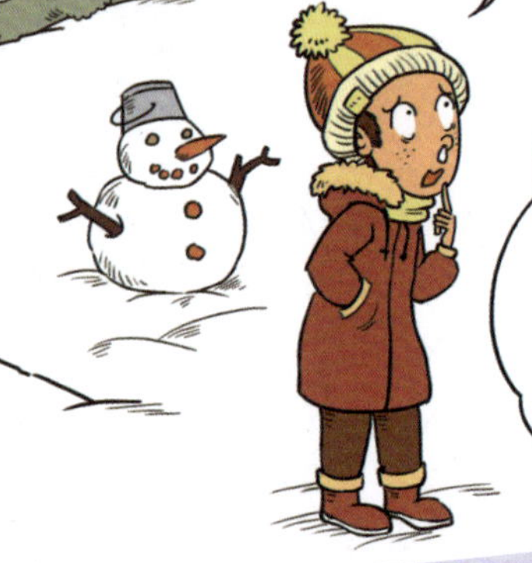

小宝贝，那是因为天气干燥，导致你鼻腔里的毛细血管破裂了。来，多喝点白开水，多滋润滋润，这种症状便会慢慢消失的。

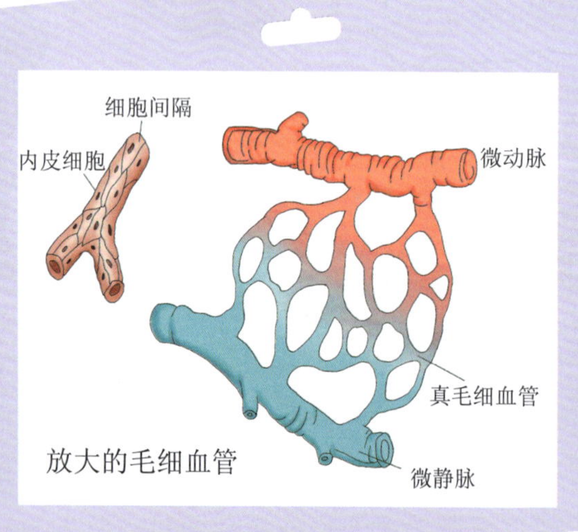

放大的毛细血管

毛细血管的身材非常纤细，甚至比微动脉、微静脉都要微细很多，这不，它因此便多了个“小个头”的昵称。而且，它还拥有一个让人感到非常奇怪的特征——“小孔多”。瞧，在它的管壁上，密密麻麻地嵌着很多小孔。不过，这些小孔可不是什么故障，却是它们的杀手锏。

在人体小工厂里，毛细血管其实是血液运输员和人体组织细胞进行物质和气体交换的场所。瞧，动脉血运输员带着氧气和养分从动脉管道进入毛细血管了，它们通过毛细血管壁上的小孔，将氧气和养分输送给细胞小伙伴；紧接着，细胞又会将人体废气和废料经由这些小孔排向血液运输员；而驮着废气和废料的血液运输员们便开始马不停蹄地走出毛细血管，进入静脉管道。

谢谢你们带来充足的氧气和养分。
毛细血管
组织细胞
CO_2
这是我们的职责。

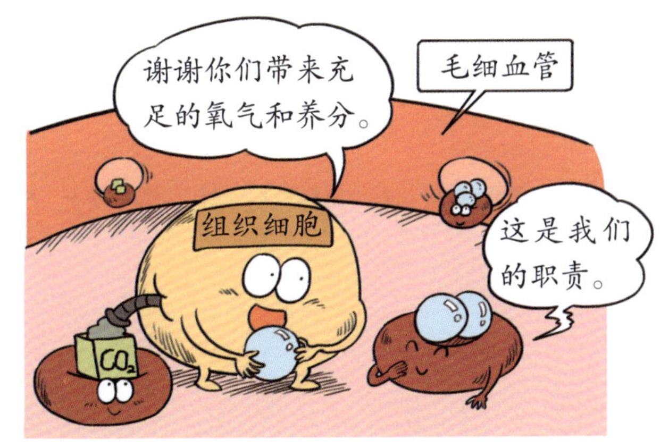

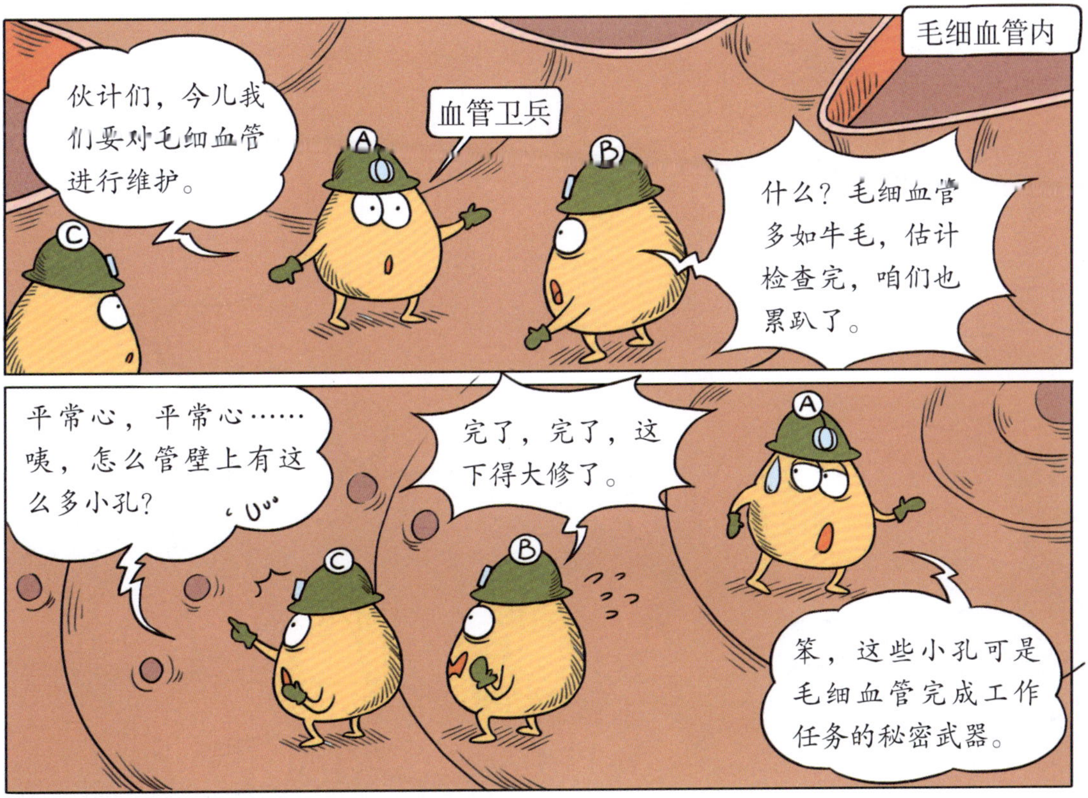

毛细血管内

伙计们，今儿我们要对毛细血管进行维护。

血管卫兵

什么？毛细血管多如牛毛，估计检查完，咱们也累趴了。

平常心，平常心……咦，怎么管壁上有这么多小孔？

完了，完了，这下得大修了。

笨，这些小孔可是毛细血管完成工作任务的秘密武器。

毛细血管不但是物质和气体交换的场所，更是动脉管道和静脉管道的换乘站。

毛细血管：

数量惊人的小小急先锋

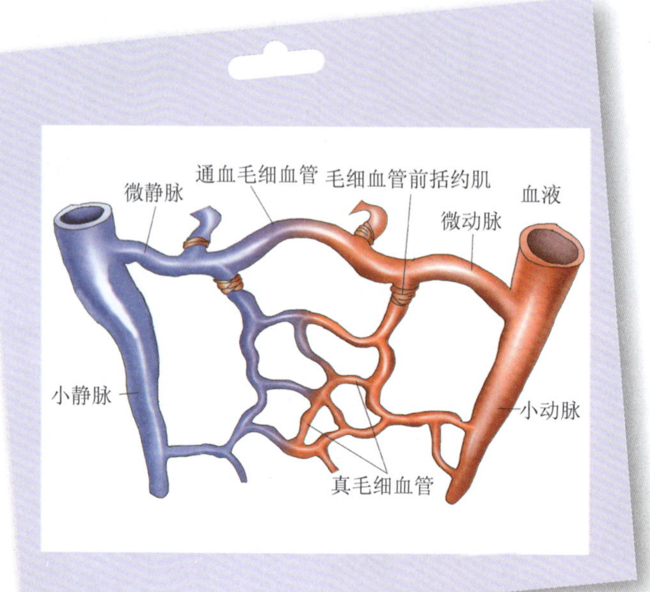

毛细血管可谓是人体小工厂内数量最多、分布最广的一种血液管道，而且，没有人知道一个人的体内到底有多少根毛细血管，只知道这个数字一定大得非常惊人。

其实，在我们体内，除了毛发、牙釉质、软骨组织外，每一个存在组织细胞，需要和血液进行物质交换的人体小角落，都能找到毛细血管的身影。而且，毛细血管喜欢活跃在新陈代谢比较旺盛的地方，比如，血液运输总部的中央动力泵——心脏车间，气体交换中枢——肺车间，以及一些责任重大的内脏器官部门；而诸如骨骼、韧带等部门，因为它们的新陈代谢较弱，因此，活跃在它们内部的毛细血管相对来说就要少上很多。

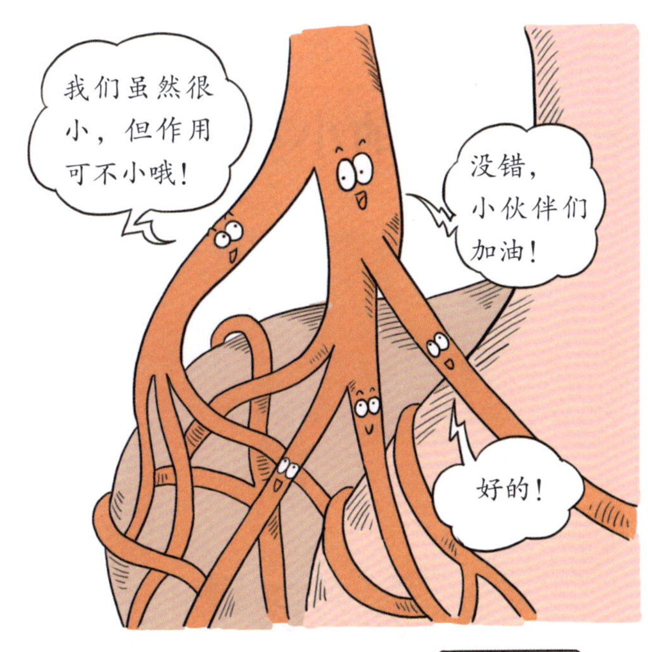

心脏车间
我的妈呀，原本以为躲到心脏车间就能得个闲，没想到这里的毛细血管更多。
血管卫兵
是呢，几乎每个心肌细胞都有一个毛细血管网呢。
怎么办？挨个排查吗？
当然，既然是维护，就不容错过任何一根毛细血管，都给我看仔细了。
是，是，我早晚得“过劳死”。

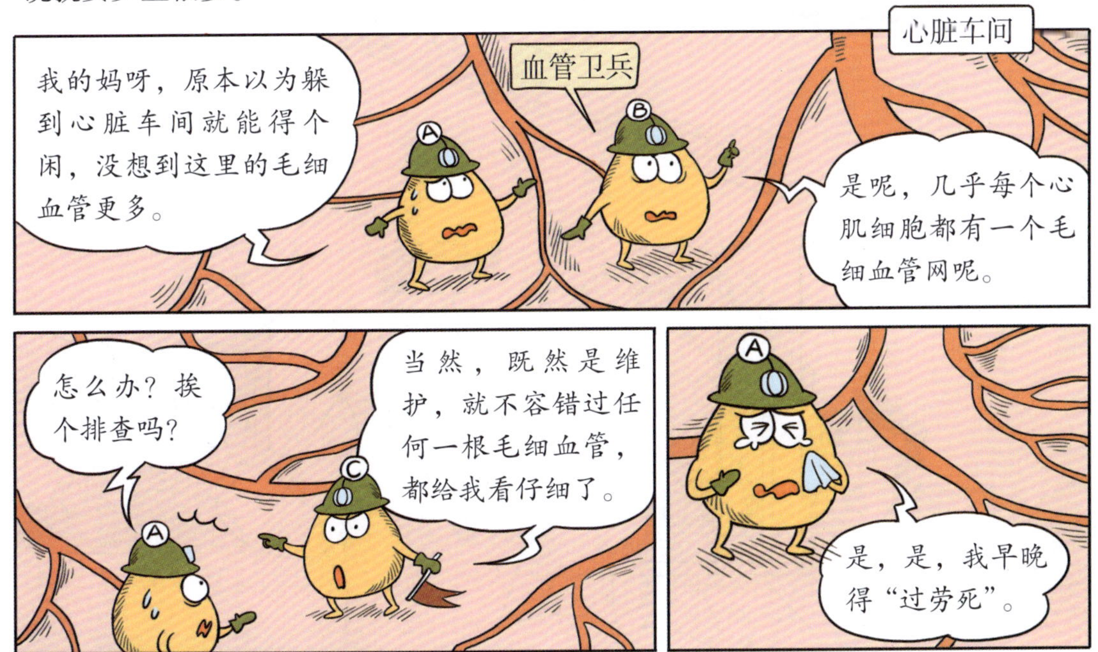

可见，在我们体内，毛细血管的“盘踞量”真是多得惊人呢！

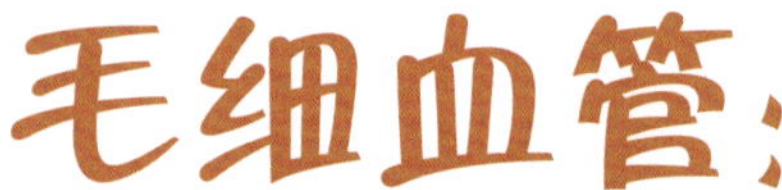

特长各异的小变形金刚

在人体小工厂里，血液运输总部铺设了大量的毛细血管，若将它们一根接一根地排列起来，总长度足足可以围绕地球赤道好几圈呢。而且，据说毛细血管被铺在不同的部门，便能发挥不一样的作用呢。

动脉血管

毛细血管

静脉血管

血流方向

瓣膜

老爸，细不拉几的毛细血管能做什么呀，居然还会遍布我们体内？

它的本事大着呢。比如，它能进行血液和细胞之间的物质交换。

虽然，无论位于哪个部门，毛细血管都是负责物质交换，可是当面对不同的部门时，它们的性能却会有所改变。比如，肺车间的毛细血管能瞬间吸入氧气，排出二氧化碳；肝车间的毛细血管除了能进行常规的物质交换外，还能将肝车间制造出来的蛋白质运送给有需要的人体细胞伙伴；而肾车间的毛细血管则有筛子一样的功能，能将细胞伙伴代谢产生的尿酸、尿素等废物过滤出来，并让这些废物随着尿液排出主人的体外。

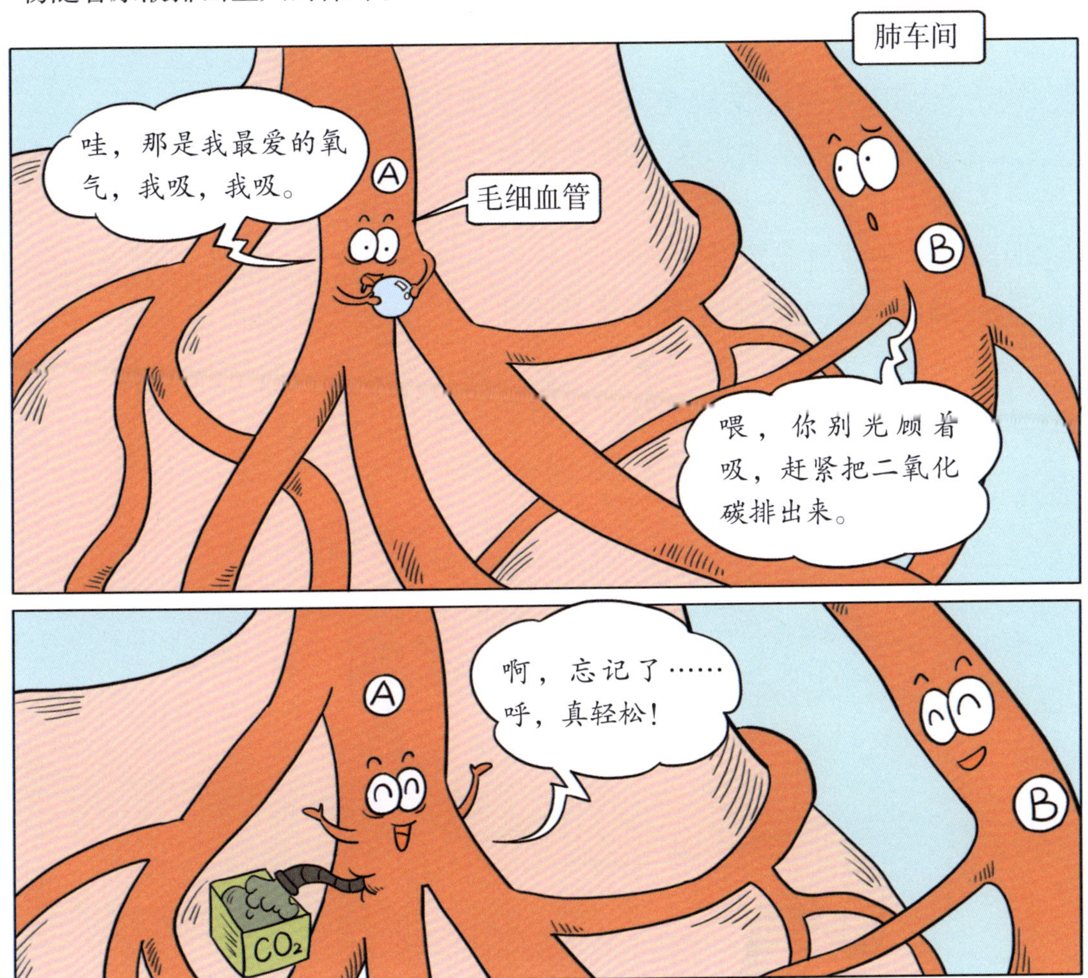

可见，毛细血管不但在数量上占有绝对的优势，而且更是“特长各异”的小小变形金刚呢。

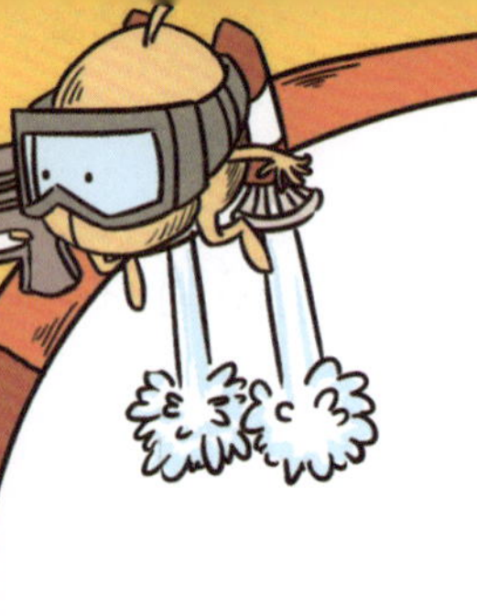

什么是尿酸

尿酸其实是鸟类和爬行类动物的主要代谢产物，而对我们人类来说，正常尿液中的产物主要是尿素，仅含有少量的尿酸。要知道，一个健康成人体内的尿酸仅仅有1200毫克左右，虽说每天都会形成约600毫克的新尿酸，但同时也会排泄掉600毫克。很明显，在正常情况下，尿酸在我们体内始终保持一个平衡的状态。据说，一旦我们体内的尿酸滞留过多，比如，当血液尿酸浓度大于7毫克/分升时，便会导致人体体液变酸，影响细胞的正常代谢，时间久了，便会引发痛风，对我们的健康造成影响。

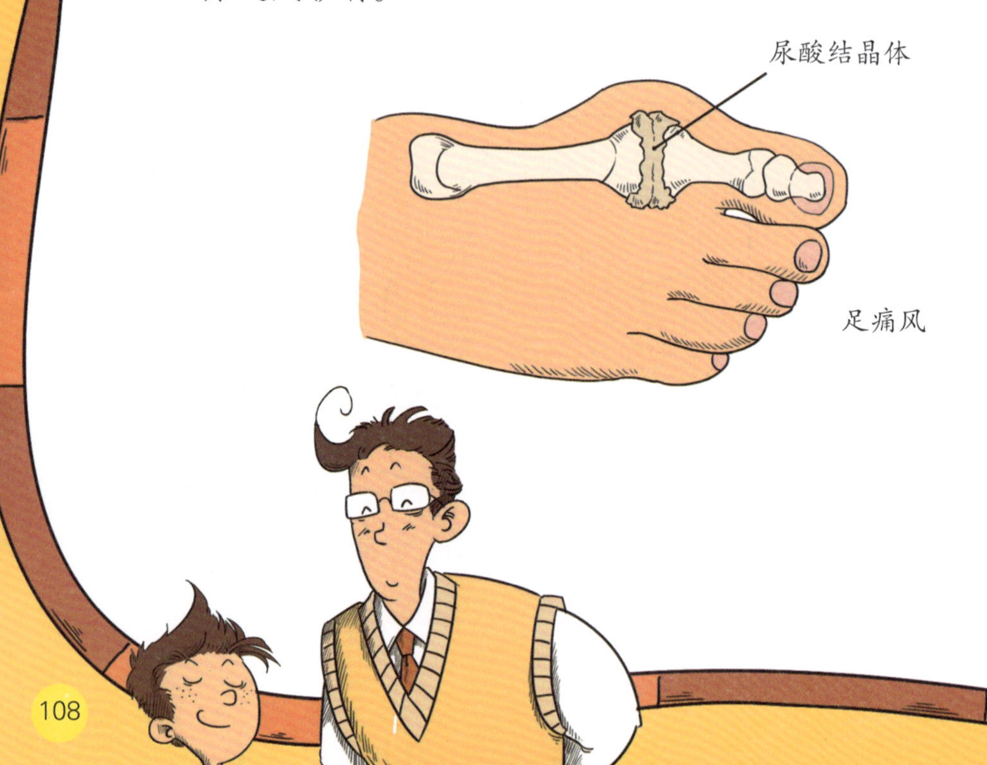

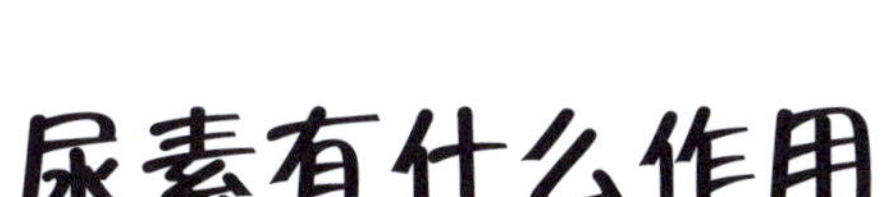

尿素有什么作用

尿素是一种无色、无味的白色晶体，它是一种比较简单的有机化合物，而且是哺乳动物和某些鱼类体内蛋白质代谢分解的主要含氮终产物。那么，它有哪些方面的作用呢？

（1）农业方面：作为一种高浓度氮肥，它是农民种植的好帮手。

（2）医学领域：比如，某些治疗皮肤病的药剂中便含有尿素。

（3）工业方面：比如，对钢铁、不锈钢化学抛光具有增光作用。

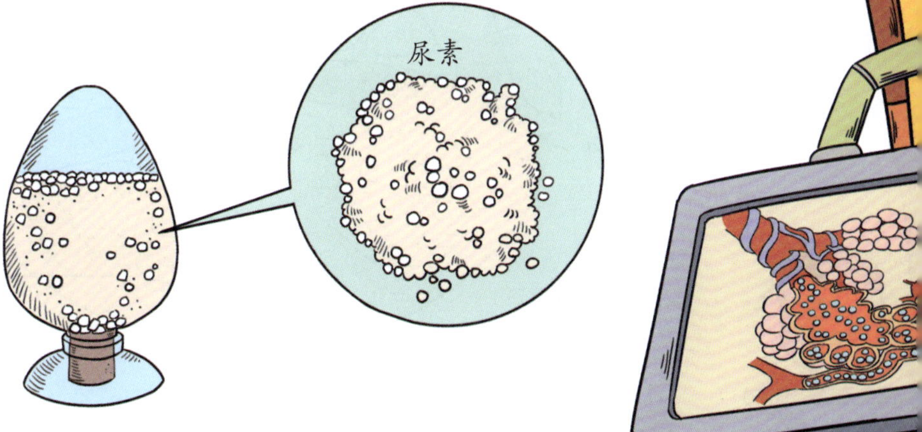

尿素

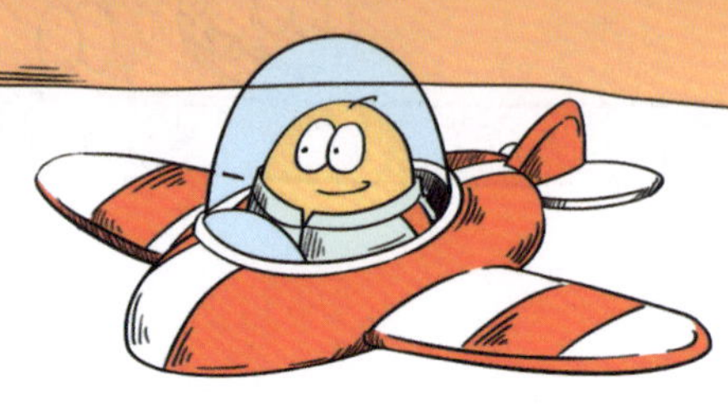

物质交换的意义是什么

物质交换其实是针对细胞而言的，即在内环境里，细胞内液与细胞外液所进行的物质交换。比如，当细胞浸在组织液中时，在细胞内液与组织液之间便只隔着一层细胞膜。此时，不单单是水分，其他任何能够透过细胞膜的物质，都能在细胞内液与组织液之间任意进行交换；或是当组织液与血浆之间仅隔着毛细血管壁时，水分或是任何能够透过毛细血管壁的物质，也能随意在两者之间进行交换。

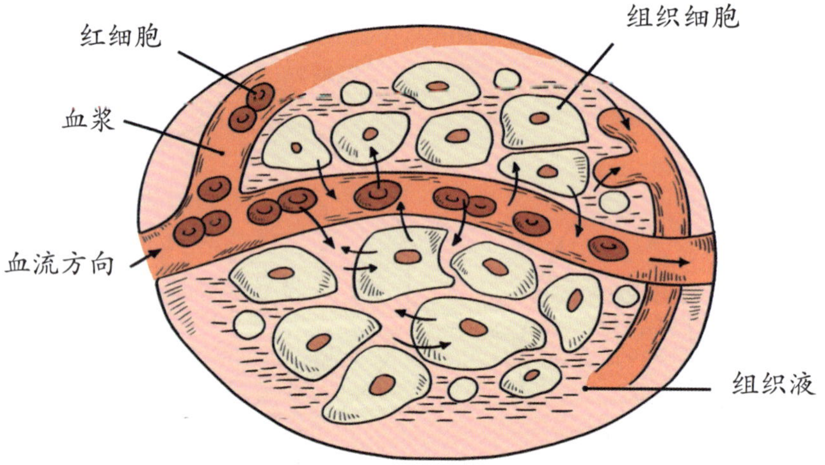

红细胞
组织细胞
血浆
血流方向
组织液

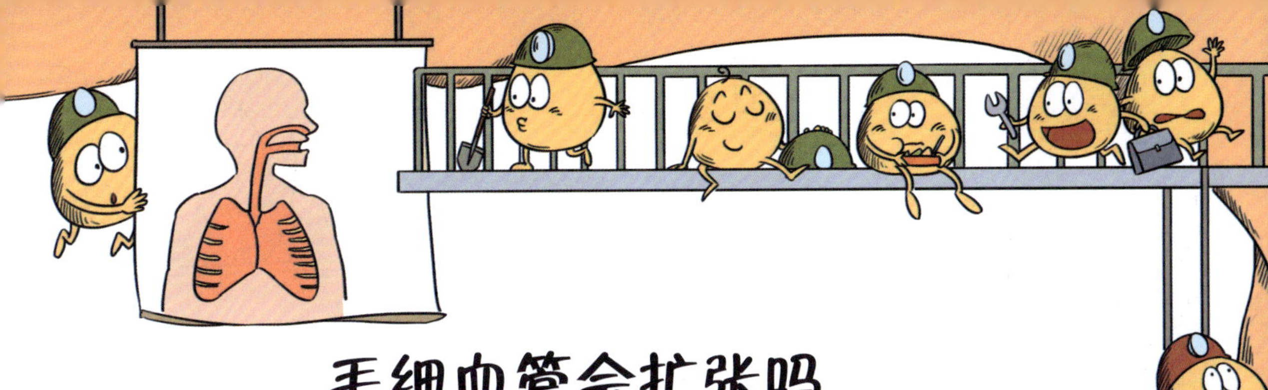

毛细血管会扩张吗

有时候，我们的脸部由于过敏、干燥等外在原因的影响会出现一些“红血丝”。这些一条条趴在脸上的红血丝其实是毛细血管扩张所导致的。其实，红血丝是对我们皮肤的一种损害，不仅会影响我们的美丽，甚至对我们的健康也会造成影响。那么，究竟是什么原因让我们与红血丝结下“不解之缘”呢？

（1）遗传因素。

（2）毛细血管先天性畸形。

（3）环境方面的因素，比如，长期生活在高原地带，或是生活在风沙地带等。

（4）某些化妆品的刺激。

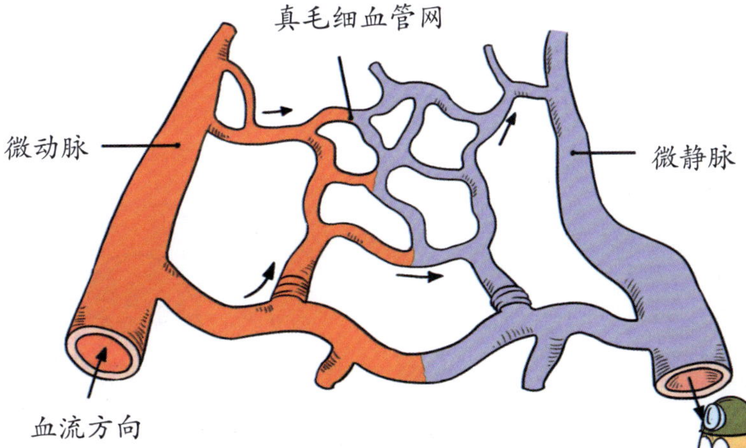

真毛细血管网

微动脉

微静脉

血流方向

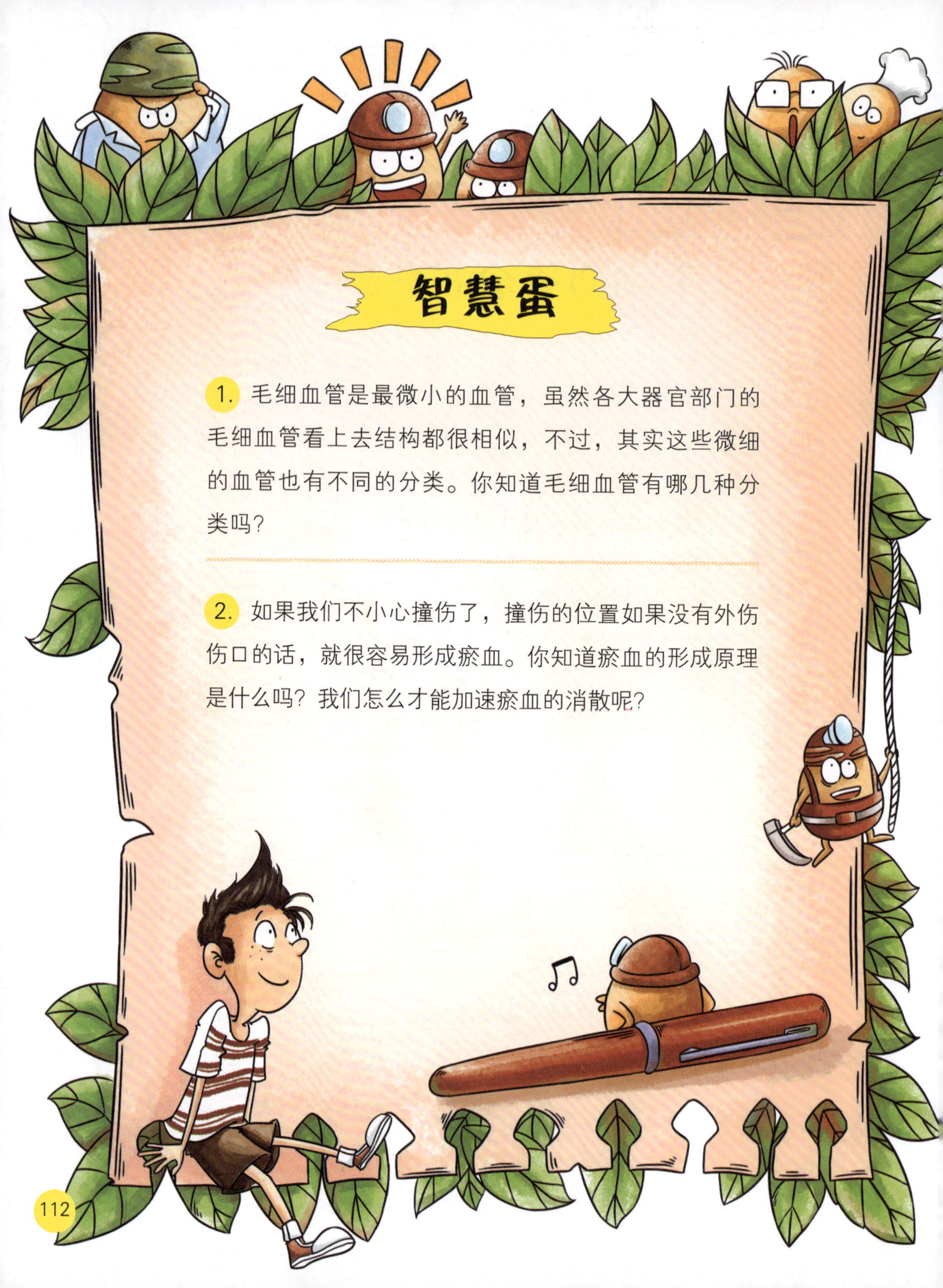

智慧蛋

1. 毛细血管是最微小的血管，虽然各大器官部门的毛细血管看上去结构都很相似，不过，其实这些微细的血管也有不同的分类。你知道毛细血管有哪几种分类吗？

2. 如果我们不小心撞伤了，撞伤的位置如果没有外伤伤口的话，就很容易形成瘀血。你知道瘀血的形成原理是什么吗？我们怎么才能加速瘀血的消散呢？

图书在版编目（CIP）数据

血液循环系统/李明喆主编. — 杭州：浙江大学出版社, 2017.2
（人体里面有什么）
ISBN 978-7-308-16516-7

Ⅰ. ①血… Ⅱ. ①李… Ⅲ. ①血液循环—人体生理学—少儿读物 Ⅳ. ①R331.3-49

中国版本图书馆CIP数据核字（2016）第313825号

XUEYE XUNHUAN XITONG
血液循环系统
李明喆 主编

选题策划 平 静
特约策划 纸上魔方 谢清霞
责任编辑 平 静 赵 坤
责任校对 金 蕾
插图制作 纸上魔方
封面设计 鹿鸣文化
出版发行 浙江大学出版社
（杭州市天目山路148号 邮政编码：310007）
（网址：hppt://www.zjupress.com)
排 版 纸上魔方
印 刷 浙江印刷集团有限公司
开 本 787mm×960mm 1/16
印 张 7.75 字 数 150千
版 印 次 2017年2月第1版 2017年2月第1次印刷
书 号 ISBN 978-7-308-16516-7
定 价 25.00元